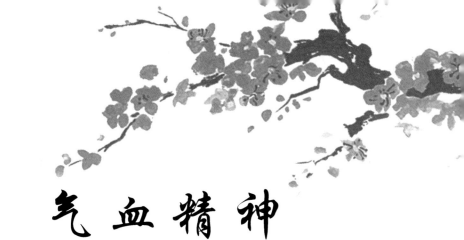

气血精神

辨证理论与临床应用

宋福印　著

李晓红　庄扬名　协助整理

人民卫生出版社

图书在版编目(CIP)数据

气血精神辨证理论与临床应用／宋福印著. -- 北京：
人民卫生出版社，2019

ISBN 978-7-117-28339-7

Ⅰ.①气…　Ⅱ.①宋…　Ⅲ.①气血辨证　Ⅳ.
①R241.8

中国版本图书馆 CIP 数据核字(2019)第 061961 号

人卫智网	**www.ipmph.com**	医学教育、学术、考试、健康， 购书智慧智能综合服务平台
人卫官网	**www.pmph.com**	人卫官方资讯发布平台

气血精神辨证理论与临床应用

著　　者：宋福印
出版发行：人民卫生出版社（中继线 010-59780011）
地　　址：北京市朝阳区潘家园南里 19 号
邮　　编：100021
E - mail：pmph @ pmph.com
购书热线：010-59787592　010-59787584　010-65264830
印　　刷：北京铭成印刷有限公司
经　　销：新华书店
开　　本：710×1000　1/16　印张：12　插页：2
字　　数：203 千字
版　　次：2019 年 5 月第 1 版　2019 年 5 月第 1 版第 1 次印刷
标准书号：ISBN 978-7-117-28339-7
定　　价：58.00 元
打击盗版举报电话：**010-59787491　E-mail：WQ @ pmph.com**
（凡属印装质量问题请与本社市场营销中心联系退换）

宋福印简介

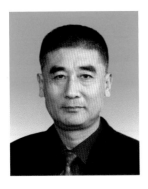

宋福印，主任医师，中医学博士后，北京同仁堂中医医院副院长、内分泌科主任，北京市中医药薪火传承"3+3"工程宋福印基层老中医传承工作室建设项目专家，北京市东城区知名中医暨中医学术经验继承指导老师；兼任世界中医药学会联合会糖尿病专业委员会第四届理事会常务理事，中华中医药学会内科分会第七届委员会常务委员，中华中医药学会科普专家。

作者从1979年开始学习中医，先后师从全国著名中医专家栗德林教授、王永炎院士和全国著名中西医结合专家、病理生理学专家黄启福教授。通过多年拜师学习、潜心钻研和长期的临床实践，先后主持完成"国家新药基金""中国博士后科学基金"等6个项目的科研工作，荣获中华中医药学会科技进步奖等8项奖励，在各级杂志发表论文30余篇，代表著作有《气血脉形辨证理论与临床》《气血精神辨证理论与临床应用》。擅长运用独创的"气血精神辨证""气血脉形辨证"理论辨治气病、血病、精病、神病以及脉络病证和形态病证，在养生保健理论方面也有独到之处。

著者电子邮箱：sbs 101@sina.com

自 序

中医学系生命科学的重要组成部分，倡导天人相应，具有整体观念和辨证论治等特点，在纯生物医学模式逐渐被生物-心理-社会-环境医学模式所取代的今天，随着大健康理念的延伸以及健康中国战略的实施，中医药在生命科学领域的价值愈发凸显，必将对人类科技发展、社会进步和经济增长产生极其重要而深远的影响。

正因为中医学有惊人的魅力，在防治、调理心身病证、功能性病证、疑难病证等领域具有其他医学理论、方法无可比拟的优势和特点，多少年来中医药学术界部分学者不断重复着一个钢铁般虔诚的信念：中医药学理论是先进的、科学的，然而，现实是严酷的，我们必须清醒地认识到，由于种种原因，目前已有的中医学理论体系尚不尽完善，基本概念中还存在若干含混和不确定性的内容，影响了与新时代哲学、社会科学、自然科学的交融以及在国际上的交流。

中医学历来就是一个开放的系统，每个时代都有其鲜明的时代特征，所以，不论从中医学思维模式自身，还是从它的创造者、理论的来源讲，都有着源源不断的新鲜成分涌入、融进，因此它具有无限活力，始终不失勃勃生机。我们提倡保持中医特色，但并不排斥引进包括哲学、社会科学、自然科学等领域的思想、理论、技术与方法。恰恰相反，作为新时代的中医学，要想追赶甚或引领当代生命科学，必须汲取上述学科领域的研究成果，不断地充实、丰富、发展、完善自己的理论体系，进而再以中医学的这种新理论、新思想和新方法去指导和促进新时代生命科学的研究，这才是未来中医学应当承担的历史责任和使命。

为了尽早迎接这个辉煌时代的到来，作者在天人相应、整体观念、辨证论治等理论指导下，充分利用、消化、吸收新时代科学技术，特别是人文、哲学和社会科学等领域的研究成果，在深入挖掘、整理历代中医学家学术思想、理论的基础上，通过长期的临床实践和思考之后，发挥中医宏观整体的演绎、思维优势,创建了气血精神辨证理论来指导新时代中医临床各科相关病证的防治工作。

气血精神辨证是在《黄帝内经》有关气血精神理论指导下,结合新时代心身病证、功能性病证、疑难病证生理病理特点和发病规律创立的。气血精神辨证既继承和发展了中医学天人相应、整体观念、辨证论治的思想,又融入、吸收了新时代科学技术分化思想的精华。它的任务是以辩证唯物主义观点,运用宏观的、系统的、科学的方法,研究疾病的病因、发病机制、精神心理变化、诊断、治疗、转归以及养生、康复等内容。

关于本书的编写体例,作者认为气病、血病是中医学一个基本的、经典的概念,各种书籍中有关气病、血病证治的论述应该是比较完整、准确、规范和系统的。而关于精病的概念、病因病机、辨证论治、预防与养生等内容的讨论,过去没有一个完整、精确、规范、系统的论述。在本书撰写过程中,作者把精病作为一个重点和难点来写,希望通过深入、系统、精确的论述,把精病证治这一章写成全书的亮点,让读者看起来更清楚,理解起来更容易,临床运用指导性、可操作性更强。因此本章的编写体例与传统的、经典的气病、血病证治略有不同。期望这样的编写体例能够得到专家的认可,并给读者理解、研究、运用精病辨证理论带来帮助。

气血精神辨证是作者在 2005 年 3 月,由人民卫生出版社出版《气血脉形辨证理论与临床》中提出气血脉形辨证理论之后,又一新的中医辨证理论研究成果。早在 2010 年 11 月,作者曾经在参加第二届中西医结合脑病诊治新进展高级研讨班上交流了《气血精神辨证初探》一文。之后,该文经过进一步整理发表在《中医临床研究》杂志 2011 年第 3 卷第 3 期。时至今日,历时 8 个春秋的拼搏与坚持,探索与求证,终成拙著,甚感欣慰。但是由于受作者自身素质、水平的限制,气血精神辨证理论尚有不完善之处。因此,热切期盼广大中医同道对此理论进行研讨,以期日臻完善,光大中医,惠福民众。

宋福印

己亥年春

于北京王府花园

目 录

上篇 气血精神辨证的理论研究

下篇　气血精神辨证在临床上的应用

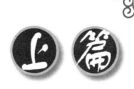

上篇

气血精神辨证的理论研究

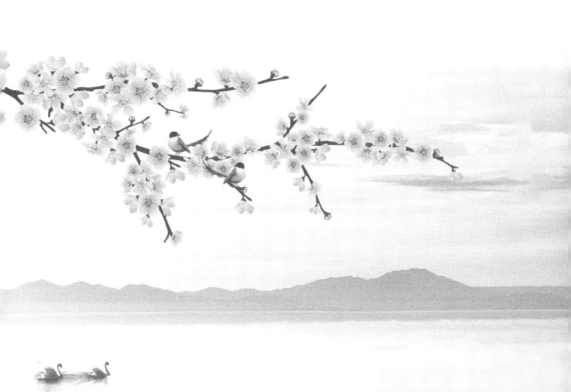

第一章

气血精神辨证的理论基础

　　气血精神理论源于中国古代哲学。自先秦以来,历代中医学家结合自己的临床经验,从生理、病理及气血精神的相互关系等方面进行了补充、完善和发展。在此基础上《黄帝内经》对气血精神的概念、功能以及气血精神病证的病因病机、证候特点和治疗养生等内容进行了深入探讨和精辟概括,从而奠定了气血精神辨证的理论基础。

一、《黄帝内经》奠定了气血精神辨证的理论基础

　　《黄帝内经》通篇贯穿气血精神思想,其第一篇第一句话开宗明义就讲神,《素问·上古天真论》曰:"昔在黄帝,生而神灵,弱而能言,幼而徇齐,长而敦敏,成而登天。"紧接着在论述古人养生能够活百岁以上的秘诀时提出:"故能形与神俱,而尽终其天年,度百岁乃去。"在论述今人活到 50 岁就衰老的原因时提出:"今时之人不然也,以酒为浆,以妄为常,醉以入房,以欲竭其精,以耗散其真,不知持满,不时御神,务快其心,逆于生乐,起居无节,故半百而衰也。"在介绍聪明人的养生之道时提出:"夫上古圣人之教下也,皆谓之虚邪贼风,避之有时,恬惔虚无,真气从之,精神内守,病安从来。"等等。

　　1. 关于气血精神的概念　《灵枢·决气》曰:"余闻人有精、气、津、液、血、脉,余意以为一气耳,今乃辨为六名,余不知其所以然。岐伯曰:两神相搏,合而成形,常先身生,是谓精。何谓气? 岐伯曰:上焦开发,宣五谷味,熏肤、充身、泽毛,若雾露之溉,是谓气。何谓津? 岐伯曰:腠理发泄,汗出溱溱,是谓津。何谓液? 岐伯曰:谷入气满,淖泽注于骨,骨属屈伸,泄泽,补益脑髓,皮肤润泽,是谓液。何谓血? 岐伯曰:中焦受气,取汁,变化而赤,是谓血。何谓脉? 岐伯曰:壅遏营气,令无所避,是谓脉。"《灵枢·本神》曰:"生之来谓之精,两精相搏谓之神。"《素问·天元纪大论》谓:"物生谓之化,物极谓之变,阴阳不

3

测谓之神。"《灵枢·小针解》曰："神客者,正邪共会也。神者,正气也;客者,邪气也。"《素问·解精微论》曰："夫水之精为志,火之精为神。"《灵枢·经脉》曰："人始生,先成精。"《素问·金匮真言论》云："夫精者,身之本也。"说明精来源于先天,又赖后天水谷之精的滋养和补充,是人体生命的根本。

《黄帝内经》在对气血精神概念进行精辟论述的基础上,还对气血精神的生理功能及其相互关系,气血精神病证的病因病机、诊断和治疗进行了深入探讨。

2. 气血精神的生理关系　《黄帝内经》认为,人是依靠天地之气而产生,随四时规律而成长的,故《素问·宝命全形论》谓："人以天地之气生,四时之法成。"人是自然界的产物,人类必须同自然界进行物质交换,才能维持其生命活动。《素问·六节脏象论》曰："天食人以五气,地食人以五味。"《黄帝内经》在强调气是构成人体最基本物质,承认生命物质性的同时,又进一步指出生命来源于精。《素问·金匮真言论》云："夫精者,身之本也。"说明精不仅是构成人体的基本要素,而且主宰人体整个生长、发育、生殖、衰老的全过程。《灵枢·本藏》说："人之血气精神者,所以奉生而周于性命者也。"精、气、血是产生神的物质基础,神是不能脱离这些精微物质而存在的。《素问·八正神明论》言："血气者,人之神。"《素问·生气通天论》曰："阳气者,精则养神。"《素问·六节藏象论》又说："气和而生,津液相成,神乃自生。"《灵枢·平人绝谷》说："神者,水谷之精气也。"

除上述有关气血精神生理关系的论述之外,《素问·经脉别论》谓："食气入胃,散精于肝,淫气于筋。食气入胃,浊气归心,淫精于脉。脉气流经,经气归于肺,肺朝百脉,输精于皮毛。毛脉合精,行气于腑。腑精神明,留于四脏,气归于权衡。权衡以平,气口成寸,以决死生。饮入于胃,游溢精气,上输于脾。脾气散精,上归于肺,通调水道,下输膀胱。水精四布,五经并行,合于四时五脏阴阳,揆度以为常也。"其中有关饮食物消化、吸收、输布过程的论述,尤其是"脾气散精"的经典论断,为基于气血精神辨证理论采用健脾散精法治疗精布失调病证提供了坚实的理论基础。

3. 病因病机　《黄帝内经》在对气血精神概念、生理功能进行深刻阐述的基础上,还对气血精神病证的病因病机进行了深入探讨。如《素问·举痛论》强调"百病生于气也。"《素问·调经论》则曰："血气不和,百病乃变化而生。"说明气血失调也是百病之源。《黄帝内经》在论述由于精布失调所引起积水病证病因病机时,《素问·解精微论》谓："水宗者,积水也,积水者,至阴也,至阴者,肾之精也。宗精之水所以不出者,是精持之也,辅者裹之,故水不行也。"该论述为基于气血精神辨证理论,采用温阳补肾化气散精法治疗精布失调所致各类积水病证,提供了又一个坚实理论基础。关于气血精神的病因病机,《素问·调经论》曰:"神有余有不足,气有余有不足,血有余有不足,形有余有不足,志有余有不足,凡此十者,其气不等也。"《素问·举痛论》曰:"恐则精却,却则上焦闭,闭则气还,还则下焦胀,故气不行矣。""惊则心无所倚,神无所归,虑无所定,故气乱矣。""思则心有所存,神有所归,正气留而不行,故气结矣。"关于眼病的病因病机,《黄帝内经》认为,眼能够明视万物,辨别颜色,是赖五脏六腑精气的滋养。如果脏腑功能失调,精气不能充足流畅地上注入目,就会影响眼的正常功能,甚至发生眼病。《素问·脉要精微论》谓:"夫精明者,所以视万物,别白黑,审短长。以长为短,以白为黑,如是则精衰矣。"《灵枢·天年》说:"五十岁,肝气始衰,肝叶始薄,胆汁始灭(《太素》为"减"),目始不明。"《灵枢·口问》曰:"液竭则精不灌,精不灌则目无所见矣。"

4. 诊断　关于气血精神病证的诊断,《素问·脉要精微论》曰:"头者,精明之府,头倾视深,精神将夺矣。"《灵枢·决气》谓:"精脱者,耳聋;气脱者,目不明……血脱者,色白,夭然不泽,其脉空虚,此其候也。"《灵枢·本神》曰:"是故怵惕思虑者,则伤神,神伤则恐惧流淫而不止。""恐惧而不解则伤精,精伤则骨酸痿厥,精时自下。"《素问·调经论》曰:"神有余则笑不休,神不足则悲。""气有余则喘咳上气,不足则息利少气。""血有余则怒,不足则恐。"

5. 治疗　《灵枢·本神》开宗明义:"凡刺之法,先必本于神。"就是说在临床上,无论采用什么样的针刺方法,都要针对疾病的根本,以察神、治神为首要。倘若发现五脏及其所藏的精气都已受到损伤,那么就不可以再妄用针刺来进行治疗,故《灵枢·本神》曰:"是故用针者,察观病人之态,以知精神魂魄之存亡,得失之意,五者以伤,针不可以治之也。"针对气血神有余与不足的病证,《素问·调经论》曰:"神有余,则泻其小络之血,出血,勿之深斥,无中其大经,神气乃平。神不足者,视其虚络,按而致之,刺而利之,无出其血,无泄其气,以通其经,神气乃平。""气有余,则泻其经隧,无伤其经,无出其血,无泄其气。不足,则补其经隧,无出其气。""血有余,则泻其盛经,出其血。不足,则视其虚经,内针其脉中,久留而视,脉大,疾出其针,无令血泄。"针对寒邪所致病证,《灵枢·刺疾真邪》曰:"凡刺寒邪日以温,徐往徐来致其神,门户已闭气不分,虚实得调真气存也。"文中强调凡是刺治寒邪要用温行的方法。也就是运用徐进疾出(补)的进针法,以使神气(正气)归复,同时要揉按针孔,用使其闭合的辅助手法来关闭其门户,正气才不致分散外泄,虚实才能调和,真气才能固密而内存。《灵枢·九针十二原》则对普通医生和高明医生采用针灸治疗疾病的区别进行了明示:"小针之要,易陈而难入。粗守形,上守神。神乎神,客在门。"意思是,小针治病,容易掌握,但要达到精妙的地步却很困难。普通医生关注的是表面现象,治疗的是外形问题;而高明医生则善于抓住疾病的根源、本质,调理的是神,用的是神。针对虚损的治疗原则,《素问·阴阳应象大论》强调:"形不足者,温之以气;精不足者,补之以味。"《灵枢·本神》曰:"必审五脏之病形,以知其气之虚实,谨而调之也。"此论短短数语却道出了中医治疗虚损之大纲,后世医家对该经旨多有发挥,已经形成了较为系统的理论。针对精布失调所致水肿病证的治疗原则,《素问·汤液醪醴论》提出"平治于权衡,去宛陈莝,微动四极,温衣,缪刺其处,以复其形。开鬼门,洁净府,精以时服,五阳已布,疏涤五脏,故精自生,形自盛,骨肉相保,巨气乃平"的经典论述。

6. 预后　气血精神辨证理论既是指导中医辨证论治的理论,同时也是判断疾病预后和预防疾病的一种方法。中医诊治病证时,可以通过人的眼神、气色、表情、语言、动作、脉象等反映于外部的"神气"来判断病人的预后,有神气的,预后良好;没有神气的,预后不良。《素问·移精变气论》曰:"得神者昌,失神者亡。"《素问·五常政大论》谓:"根于中者,命曰神机,神去则机息。"《素问·上古天真论》谓:"形体不敝,精神不散。"《灵枢·本神》言:"是故五脏主藏精者也,不可伤,伤则失守而阴虚;阴虚则无气,无气则死矣。"《素问·汤液醪醴论》曰:"精神不进,志意不治,故病不可愈。今精坏神去,荣卫不可复收。何者?嗜欲无穷,而忧患不止,精气弛坏,荣泣卫除,故神去之而病不愈也。"文中充分体现出精、神在疾病发展中的重要性以及在判断病证预后中的价值。

7. 养生　气血精神辨证理论不仅是指导中医辨证论治的理论,同时也是指导人们摄生养身、延年益寿的方法。《黄帝内经》通篇讲养生,开篇就对养神和养形的方法及注意事项进行了精辟论述。《素问·上古天真论》则曰:"上古之人,其知道者,法于阴阳,和于术数,食饮有节,起居有常,不妄作劳,故能形与神俱,而尽终其天年,度百岁乃去。今时之人不然也,以酒为浆,以妄为常,醉以入房,以欲竭其精,以耗散其真,不知持满,不时御神,务快其心,逆于生乐,起居无节,故半百而衰也。""夫上古圣人之教下也,皆谓之虚邪贼风,避之有时,恬惔虚无,真气从之,精神内守,病安从来。"《素问·八正神明论》谓:"故养神者,必知形之肥瘦,荣卫血气之盛衰。血气者,人之神,不可不谨养。"

二、张仲景的主要贡献

张仲景对气血精神辨证的发挥主要是通过对《黄帝内经》气血精神理论的继承，把气血精神的理论与临床实践有机结合起来，形成了独特的治法和较为完整的理法方药体系。他对气血精神辨证理论的贡献主要体现在三个方面：

一是在《金匮要略》中论述了百合病、中风历节病、血痹虚劳病、胸痹心痛短气病、痰饮咳嗽病、消渴小便不利淋病、水气病、惊悸吐衄下血胸满瘀血病等的发生、发展与气血精神的病因病机密切相关；二是在《金匮要略·水气病脉证并治第十四》对水气病进行了分类，"病有风水，有皮水，有正水，有石水，有黄汗"。同时提出了"诸有水者，腰以下肿，当利小便；腰以上肿，当发汗乃愈"的治疗原则。三是创立、研制了诸如黄芪建中汤、当归四逆散、当归芍药散、大黄䗪虫丸、大黄牡丹汤、温经汤、通脉四逆汤、苓桂术甘汤、甘麦大枣汤等至今仍为临床常用的调治气血精神病证效如桴鼓的经典方剂等。

三、隋、唐医家的丰功伟绩

隋、唐医家在总结、运用之前历代医家气血精神辨证理论成就的基础上，使气血精神理论更丰富、更具体、更系统。

隋·杨上善针对气血精神的生理分别在《黄帝内经太素·营卫气别》提出："营卫者精气也，血者神气也，故血之与气，异名同类焉。"针对气血精神病证的治疗，杨上善在《灵枢·九针十二原》"粗守形，上守神"的基础上进行阐发，其在《黄帝内经太素·九针要解》谓："粗守形者，守刺法也。工守神者，守人之血气，有余不足，可补泻也。"《黄帝内经太素·刺法》云："用针之要，在乎知调，调阴与阳，精气乃光，合形与气，使神内藏。"有关气血精神病证的预后，《黄帝内经太素·知古今》曰："精神越，志意散，故病不可愈也。今精坏神去，营卫不可复收。何者？嗜欲无穷而忧患不止，故精气弛坏，营涩卫除，故神去之，而病之所以不愈也。"

隋·巢元方是第一个编著病理证候专著的医家，其所著《诸病源候论》一书，将气血精神病证系统分候，并且罗列有序，论述详尽。其在讨论虚劳病、气病、中恶病、血病、妇人杂病等病证时，每多涉及气血精神病机。如《诸病源候论·虚劳病诸候上·虚劳候》曰："精极，令人少气吸吸然，内虚，五脏气不足，发毛落，悲伤喜忘。"《诸病源候论·中恶病诸候·中恶候》曰："夫人阴阳顺理，荣卫调平，神守则强，邪不干正。若将摄失宜，精神衰弱，便中鬼毒之气。"

《诸病源候论·妇人杂病诸候二·八瘕候》谓:"八瘕者,皆胞胎生产,月水往来,血脉精气不调之所生也。"对于气血精神病证的遣方用药,巢元方既遵古训,又不拘泥于古方,其用药之巧,用方之奇,独具匠心,对气血精神辨证理论的形成产生了深刻影响。

有关精神的保养,唐·孙思邈力主无妄以养神,其在《备急千金要方·卷二十七·养性·道林养性第二》中提倡"少思、少念"以养神,反对"多思、多念"以扰神的思想。面对当时社会的境况,孙思邈强调要以节欲来保精。人体只有在精神无损的情况下,才能使气血冲和,脏腑经络、四肢百骸的功能才能得以正常,这也正是孙真人所提倡的养生理论。

四、宋代医家的重要作用

宋·陈无择发展了气血精神辨证的相关理论,详细论述了气血精神病证的内涵,如《三因极一病证方论·五痿叙论》曰:"夫人身之有皮毛、血脉、筋膜、肌肉、骨髓以成形,内则有肝、心、脾、肺、肾以主之。若随情妄用,喜怒不节,劳佚兼并,致五内精血虚耗,荣卫失度,发为寒热,使皮血、筋骨、肌肉痿弱,无力以运动,故致痿躄。"陈无择以《黄帝内经》的"五志""九气"为理论来源,将喜、怒、忧、思、悲、恐、惊纳入七情理论当中,归纳和推演其致病特点,在《三因极一病证方论》中确立了一种新的中医病因学说——七情理论。他顺应历史文化,与时俱进,给予气血精神辨证理论有力补充,并在《三因极一病证方论·五脏传变病脉》提出"人之五脏,配木火土金水,以养魂神意魄志,生怒喜思忧恐"的基础上,在《三因极一病证方论·纪用备论》确立了"安魂、育神、益气、定魄、守志者,百药之功也"的治疗气血精神病证的治法理论。

宋·杨士瀛所著《仁斋直指方论》一书,鉴于心肾精血之间的相互资生转化,对男子精液的生成、排泄发挥着重要调控作用,其在《仁斋直指方论·漏浊》提出"精之主宰在心,精之藏制在肾"的著名论断,并将漏浊分成白浊和赤浊,归于心、肾、脾三脏,这是杨士瀛的一个重要创见。

然而传统中医理论,特别是钱乙在《小儿药证直诀》中提出"肾主虚,无实也"的观点之后,在中医学术界很少有学者系统深入研究讨论肾的实证问题,中华人民共和国成立后各类中医教科书中也很少谈及肾的实证,而研究精的实证者甚寡,导致精的实证研究至今在中医学领域几乎是一片空白。作者在这里需要指出的是,宋代医家钱乙在《小儿药证直诀》论述"五脏所主"中提出"肾主虚,无实也"的同时,接着还有"惟疮疹,肾实则变黑陷"的论述,可见钱乙并未否认肾实证。还需要进一步指出的是,钱乙在《小儿药证直诀》中论及"肾虚"时,是针对小儿的生理特点而提出"儿本虚怯,由胎气不成,则神不足"的。后世医家若断章取义,无论小儿还是成年、老年,一概而论"肾无实证"显然不符合钱乙的原意,也不符合临床实际。在这一点上还是应该遵循《素问·通评虚实论》所云"邪气盛则实,精气夺则虚"的基本原则。

五、金元医家的卓越成就

金元时期,对气血精神辨证理论也有新的发挥,如李东垣《脾胃论·省言箴》曰:"气乃神之祖,精乃气之子。气者,精神之根蒂也。大矣哉!积气以成精,积精以全神,必清必静,御之以道,可以为天人矣。有道者能之。"李东垣非常重视调节情志活动,认为要保持思想清静,心境安定,就能使气血条达,精神内守,反对多思纵欲,追名逐利。而且他认为多言语可耗气伤精神,少言省语对于积精全神是至关重要的。《脾胃论·远欲》曰:"安于淡薄,少思寡欲,省语以养气,不妄作劳以养形,虚心以维神,寿夭得失,安之于数,得丧既轻,血气自然谐和,邪无所容,病安增剧?"

金代·刘完素在《素问玄机原病式·火类》谓:"是以精中生气,气中生神,神能御其形也。由是精为神气之本。""夫气者,形之主,神之母,三才之本,万物之元,道之变也。"

元代·朱震亨在《丹溪心法·劳瘵十七》曰:"真元根本,则气血精液也。"《丹溪心法·耳聋七十五》曰:"肾通乎耳,所主者,精。精气调和,肾气充足,则耳闻而聪。若劳伤气血,风邪袭虚,使精脱肾惫,则耳转而聋。"针对气血精神病证的治疗,《丹溪心法·补损五十一》曰:"诸补命门药,须入血药则能补精,阳生阴长故也。"《丹溪心法·健忘六十二》曰:"健忘者,此证皆由忧思过度,损其心胞,以致神舍不清,遇事多忘。乃思虑过度,病在心脾。又云:思伤脾,亦令朝暗遗忘,治之以归脾汤,须兼理心脾,神宁意定。"凡此论述,切实可行,足资取法。

六、明清医家的重大突破

明清医家在继承前贤理论基础上,立足临床,对气血精神辨证理论有诸多精辟论述,进一步充实、完善了气血精神辨证理论。

比如明代医家周慎斋在论述气血精神的生理病理关系时,在《周慎斋遗书·阴阳脏腑》中指出:"有形必有神。神气,体也。形血,用也。故病于形者,不能无害于神;病于神者,不能无害于形。盖气病必伤血,血病必伤气,此不易之道也。""人之所以生者,神也,神之所以安者,气也,气得其平,则神安而无病,气失其序,则神散而死亡。神气者,人之性命也。神者,心也;气者,肾也。心肾二脏,人之性命所寄也,顾不重哉!"在讨论气血精神病证的病因病机时,《周慎斋遗书·二十六字元机·固》曰:"劳伤过度,损竭真阴,以致精不能生气,气不能安神,使相火妄动飞腾,而现有余之证,非真有余,是因下元不足之故也。"在论述眼病病因病机时,《周慎斋遗书·二十六字元机·验》曰:"目者,一身之精华所萃,色藏于内而发见于外,有神则精明光彩,黑白如常;实则阳光灿烂,虚则阴翳朦胧,若失其神,则昏昧不明,远近不辨。"在讨论虚损病证病机时,《周慎斋遗书·虚损》曰:"或从下而损上,如因情欲抑郁所致,则精伤而损肾,肾损则木枯而生火,此由下而上,故有足痿、口干、寒热等证。"

明代·秦景明关于精虚劳伤证候表现、病因病机、脉象以及治疗也有深刻论述。其在《症因脉治·劳伤总论·内伤劳伤》论述"精虚劳伤之症"曰:"大骨枯槁,大肉陷下,尻以代踵,脊以代头,或骨蒸潮热,大小便牵引作痛,此精虚劳伤之症作矣。"论述"精虚劳伤之因"曰:"精神素亏,或色欲过度,或尽力劳动,或焦心劳思,厥阳之火,时动于中,煎熬真阴,则阴火刑金,为喘为咳,而精虚劳伤之症作矣。"论述"精虚劳伤之脉"曰:"沉细而数,左脉细数,肝肾精虚;右脉细数,肺脾液少;细而未数,精亏未竭;细而兼数,阴血已竭。"针对肝肾精虚等的治疗,在"精虚劳伤之治"曰:"肝肾精虚,三才汤、家秘肝肾丸、龟鹿二仙胶为丸。脾肺精虚,生脉散、琼玉膏、参苓河车丸。心阴不足者,天王补心丹。"明·刘全德则认为气血精神日渐衰弱,是造成病成六极的病因。其在《考证病源·考证通病源七十四种·五劳六极皆缘火烁乎天真》曰:"六极皆因二火无制,煎烁天真,气血精神日渐衰弱不能充养一身,以致病成六极。"

明·龚廷贤在论述气血精神生理病理关系时在《寿世保元·脏腑论》指出:"人之一身,精神其主,而魂魄其使也。人之生也,精神魂魄,性之用也。血气水谷,形之用也。惟内外交相养,则精神强而魂魄盛。""脾散于五脏,为涎、为唾、为涕、为泪、为汗。其滋味渗入五脏,乃成五汁。五汁同归于脾,脾和乃化血。行于五脏五腑,而统之于肝,脾不和乃化为痰。血生气于五脏五腑,而统之于肺。气血化精,统之于肾。精生神,统之于心。精藏二肾之间,谓之命门。神藏于心之中窍,为人之元气。"《寿世保元·浊症》谓:"精之主宰在心,精之藏制在肾。"《寿世保元·遗精》曰:"神者,精气之室也。神以御气,气以摄精。故人寤则神栖于心,寐则神栖于肾。"在论述发病机制时,《寿世保元·

补益》指出：“夫气乃肺之主，血乃肝藏之，精乃肾之主，神乃心之主，饮食乃脾胃之主，七情则七神主之。凡应事太烦则伤神；喋谈朗诵，饥而言多则伤气；纵欲想思则伤精；久视郁怒则伤肝；饮食劳倦则伤脾。”《寿世保元·劳瘵》云：“伤其精则阴虚而火动，耗其血则火亢而金亏。人身之血犹水也，血之英华最浓者精也。不谨者，纵其欲而快其心，则精血渗漏。”

明·龚廷贤在上述理论基础上还提出了由于脾虚不能化精而致胀的经典论断。《万病回春·鼓胀》曰：“夫胀者，由脾胃之气虚弱，不能运化精微而致水谷聚而不散，故成胀也。”

明·徐彦纯在讨论精神气血不足则病的机制时，在《玉机微义·虚损门·论精气夺则虚》曰：“夫精乃脏腑之真元，非荣血之比，故曰天癸。气乃脏腑之大经，为动静之主，故曰神机。”“至若精不足则气失资化；气不足，则血失所荣；血不足，则气无所附；天真散乱，则精气神无所禀命矣。”“故有精神气血不足则病，天真散乱则死者，皆由平日摄养之过与不及，动止之不循常度也。”

明·赵献可在论述眼病与精的生理病理关系时，在《医贯·先天要论上·眼目论》曰：“神膏者，目内包涵膏液。此膏由胆中渗润精汁，积而成者，能涵养瞳神，衰则有损。神水者，由三焦而发源，先天真一之气所化，目上润泽之水是也。水衰则有火胜燥暴之患，水竭则有目输大小之疾，耗涩则有昏眇之危。亏者多，盈者少，是以世无全精之目。”“真精者，乃先天元气所化精汁。起于肾，施于胆，而后及瞳神也。凡此数者，一有损，目则病矣。”

明·龚信则提出了安神补精明目的治法，其在《古今医鉴·眼目》曰：“肝乃肾之苗，肾乃肝之本，修肝则神魂安静，补肾则精魄流注，精魄既得安和，眼目自然明朗。”明·皇甫中在《明医指掌·脾胃证一》中提出：“脾土既伤，不能输运，则气血精神由此而日亏，脏腑脉络由此而日损，肌肉形体因此而日削。”

明代医家张介宾对气血精神辨证理论做出了杰出贡献。其在《黄帝内经》有关气血精神生理病理理论基础上对气血精神病证进行了深入、系统探讨和精辟概括，进一步丰富、充实、完善了气血精神辨证的理论宝库。关于气血精神的生理关系，明·张介宾在《类经·摄生类·古有真人至人圣人贤人》曰：“故先天之气，气化为精，后天之气，精化为气，精之与气，本自互生，精气既足，神自王矣。虽神由精气而生，然所以统驭精气而为运用之主者，则又在吾心之神，三者合一，可言道矣。”明·张介宾《景岳全书·传忠录（中）·治形论》曰：“脾为五脏之根本，肾为五脏之化源，不从精血，何以使之灌溉？然则精血即形也。形即精血也，天一生水，水即形之祖也。”《景岳全书·传忠录（中）·阳不足再辨》曰："盖先天之气,由神以化气化精。后天之气,由精以化气化神。是三者之化生,互以为根,本同一气,此所以为不可分也。"《景岳全书·传忠录(下)·辨丹溪》曰："是以阳盛则精血盛,生气盛也;阳衰则精血衰,生气衰也。"《景岳全书·杂证谟·非风》曰："人知阴虚唯一,而不知阴虚有二。如阴中之水虚,则多热多燥,而病在精血;阴中之火虚,则多寒多滞,而病在神气。若水火俱伤,则形神俱弊,难为力矣。"关于气血精神病证的病因病机,《景岳全书·传忠录(上)·虚实篇》曰："夫神气者,元气也。元气完固,则精神昌盛,无待言也。若元气微虚,则神气微去,元气大虚,则神气全去,神去则机息矣,可不畏哉。"《景岳全书·传忠录(上)·十问篇》谓:"阴虚者必伤精,伤精者必连脏。"《景岳全书·杂证谟·肿胀》曰:"盖水之与气,虽为同类,但阳王则气化,而水即为精,阳衰则气不化,而精即为水。"《景岳全书·杂证谟·淋浊》谓:"便浊证有赤白之分,有精溺之辨。凡赤者多由于火,白者寒热俱有之。由精而为浊者,其动在心肾。由溺而为浊者,其病在膀胱、肝、脾。"针对气血精神病证的治疗,《景岳全书·传忠录(中)·治形论》曰:"故凡欲治病者,必以形体为主;欲治形者,必以精血为先,此实医家之大门路也。"《景岳全书·杂证谟·三消干渴》曰:"若下焦淋浊而全无火者,乃气不摄精而然,但宜壮水养气,以左归饮、大补元煎之类主之。"《景岳全书·妇人规(上)·经脉类》曰:"治阳者宜治其气,治阴者宜治其精。"

清·张志聪《黄帝内经灵枢集注·根结第五》曰:"形气为神之外固也,言能调其阴阳,则精神形气,外华而内藏矣。"《黄帝内经灵枢集注·本神第八》曰:"火之精为神,水之精为精。肝为阳脏而藏魂,肺为阴脏而藏魄,故魂随神而往来,魄并精而出入。"《黄帝内经灵枢集注·经脉第十》谓:"脑为精髓之海,肾精上注于脑而脑髓生。"《黄帝内经灵枢集注·营气第十六》云:"谓中焦所生之津液,有流溢于中而为精,奉心神化赤而为血。"《黄帝内经灵枢集注·营卫生会第十八》云:"中焦亦并胃中,出上焦之后。此所受气者,泌糟粕,蒸津液,化其精微,上注于肺脉,乃化而为血,以奉生身。""营卫者,精气也。血者,神气也。"

关于气血精神病因病机,清·李用粹《证治汇补·腰膝门·痿》曰:"肾主骨而藏精,肝主筋而藏血。故肾肝虚,则精血竭。精血竭,则内火消烁筋骨为痿。"《证治汇补·下窍门·遗精》曰:"有思想无穷,相火妄动而精走者;有用心过度,心不摄肾而失精者。"

关于精气神的关系与保养,清·王燕昌则有经典论述,其在《王氏医存·中气分为精气神》曰："思虑伤神，怒叫伤气，淫欲伤精。死于伤神、气者少；死于伤精者多。人皆指肾水为精，非也。精乃中气之凝，融合涵养于百脉之中。"《王氏医存·精气神伤一易治伤二难治》曰："盖神静而凝则成气，气静而结则成精；精遇温和则还化气，气遇温和则还化神。""精与神，皆气之动静所生也。三者无失，则精以生之，气以充之，神以养之，而一身内外得其守矣。若病伤精而不伤神与气，则气尚足化精以补其虚，神亦化气以弥其乏；若病伤气而不伤精与神，则精得神之温，亦能还化为气；若病伤神而不伤精与气，则气借精之固，也能还化为神。""脱精必由小便，脱气必由大便，脱神必由汗孔。"

有关神昏的病机，清·吴瑭《温病条辨》上焦篇第 16 条清宫汤方方论中说："火能令人昏，水能令人清，神昏谵语，水不足而火有余，又有秽浊也。"上焦篇第 43 条说："湿随辛温发表之药蒸腾上逆，内蒙心窍则神昏，上蒙清窍则耳聋目瞑不言。"关于神昏的治疗，清·吴瑭《温病条辨》上焦篇第 21 条说："温毒神昏谵语者，先与安宫牛黄丸、紫雪丹之属，继以清宫汤。"

清代医家叶桂对气血病证颇有研究，其在《临证指南医案》从全新角度揭示了多种疑难病证由浅入深、由气及血的演变规律。如《临证指南医案·中风》云："气不注脉则肢痿乏力步趋"，《临证指南医案·咳嗽》云："久郁必气结血涸"，《临证指南医案·积聚》云："初病胀痛无形，久则形坚似梗。是初为气结在经，久则血伤入络……但气钝血滞，日渐瘀痹，而延癥瘕。"《临证指南医案·癥瘕》则提出了"气虚则补中以行气，气滞则开郁以宣通，血衰则养营以通络，血瘀则入络以攻痹，此治癥瘕之大略。"总之，叶桂从气血的生理病理关系出发，提出了一整套有关气血病证的理、法、方、药，为今日气血精神辨证理论的完善起到了重要推动作用。

清代医家王清任通过开展人体解剖形态学研究，深入探索了人体气血与精神的生理病理关系。他对气血精神辨证理论的贡献主要表现在：一是通过解剖观察到人体气管、血管及不同脏腑器官的形状、解剖位置和功能，从而弘扬了中医学从解剖形态学角度认识人体生命现象的方法与技术。如《医林改错·气血合脉说》云："气管行气，气行则动；血管盛血，静而不动。"二是《医林改错·论抽风不是风》中提出："元气既虚，必不能达于血管，血管无气，必停留而瘀。"精辟地阐述了气虚血瘀的病理机制。三是提出了不同部位的瘀血可产生不同病证，如头面四肢血瘀证、胸中血府血瘀证、膈下肚腹血瘀证以及少腹血瘀证等。针对上述不同病证分别立通窍活血汤、血府逐瘀汤、膈下逐瘀汤、少腹逐瘀汤等沿用至今效如桴鼓的著名方剂等。四是在《医林改错·脑髓说》

中对脑髓的生理病理功能进行了精辟概括："灵机记性在脑者,因饮食生气血,长肌肉,精汁之清者,化而为髓,由脊骨上行入脑,名曰脑髓。"

清·江涵暾针对神病的治疗在《笔花医镜·脏腑证治·心部》谓:"惊悸者,惕惕然恐,神失守也,七福饮、秘旨安神丸主之。不得卧者,思虑太过,神不藏也,归脾汤、安神定志丸主之。健忘者,心肾不交,神明不充也,归脾汤、十补丸主之。"

清·张璐在论述血与气的生理病理关系时,在《张氏医通·诸血门·诸见血证》曰:"经言血之与气,异名同类,虽有阴阳清浊之分,总由水谷精微所化,其始也混然一区,未厘清浊。得脾气之鼓运,如雾上蒸于肺而为气。气不耗,归精于肾而为精。"在论述水肿病因病机时,《张氏医通·诸气门上·水肿》谓:"夫气即火也,精即水也。气之与水,本为同类,但在化与不化耳。故阳旺则化,而精即是气;阳衰则不化,而水即为邪。凡火盛水亏则病燥,水盛火亏则病湿,故火不能化,则阴不从阳而精气皆化为水。所以水肿之证,多属阳虚。"在论述瞳神紧小时,《张氏医通·七窍门上·瞳神紧小》曰:"肝肾俱伤,元气衰弱,不能升运精汁,以滋于胆,胆中之精有亏,所输亦乏,故瞳神亦日渐耗损,甚则陷没俱无,而终身疾矣。"在论述青盲的治疗时,《张氏医通·七窍门上·青盲》谓:"青盲有二,须询其为病之源。若伤于七情,则伤于神,独参汤或保元汤加神、砂、麝香、门冬、归身;若伤于精血,则损于胆,六味丸加枣仁、柴胡。皆不易治,而失神者,尤难取效。"

关于气血精神的生理病理关系,清·黄元御在《四圣心源·天人解·精华滋生》谓:"五脏皆有精,悉受之于肾;五脏皆有神,悉受之于心;五脏皆有血,悉受之于肝;五脏皆有气,悉受之于肺;总由土气之所化生也。"《四圣心源·劳伤解·气血》谓:"盖精血温升,则蒸腾而化神气,神气清降,则洒陈而化精血。精血神气,实一物也,悉由于中气之变化耳。"关于遗精的病因病机《四圣心源·劳伤解·精遗》曰:"精藏于肾而交于心,则精温而不走。精不交神,乃病遗泄,其原由于肝脾之不升。"关于气血精神病证的治疗,《四圣心源·劳伤解·气血》谓:"火金上热,则神气飞扬而不守;水木下寒,则精血泄溢而莫藏。故补养神气,则宜清凉,而滋益精血,则宜温暖。"

清·程国彭则在《医学心悟·医门八法·论补法》中提出:"食补不如精补,精补不如神补。节饮食,惜精神,用药得宜,病有不痊焉者寡矣!"

关于精气神的生理病理关系,清·林珮琴在《类证治裁·内景综要》中谓:"一身所宝,惟精气神。神生于气,气生于精,精化气,气化神。故精者身之本,气者神之主,形者神之宅也。精者,神倚之如鱼得水,气依之如雾复渊,故阴精所奉其人寿。"《类证治裁·虚损劳瘵论治》中提出:"诚以脾胃为精与气生化之源也,故治虚劳,以能食为主。"《类证治裁·健忘论治》认为:"夫人之神宅于心,心之精根据于肾,而脑为元神之府,精髓之海,实记性所凭也。""故治健忘者,必交其心肾,使心之神明,下通于肾,肾之精华,上升于脑。精能生气,气能生神,神定气清,自鲜遗忘之失。"

关于心病的治疗,清·沈金鳌《杂病源流犀烛·心病源流》曰:"凡诸心病,皆由于不能养精以驭气,而使神以气存,气以精宅也,欲求心无病者,可不于此加之意哉。"关于精气神的养生与治疗,《杂病源流犀烛·色欲伤源流》曰:"养生之士,先宝其精,精满则气壮,气壮则神旺,神旺则身健,身健而少病,内则五脏敷华,外则肌肤润泽,容颜光彩,耳目聪明,老当益壮矣。此养生者以精气神为主,而尤以精为宝也。""然则欲神之旺,必先使气之充,欲气之充,必先使精之固。"

清代医家周学海非常重视气血精神学说,其在《读医随笔》中列气血精神专篇加以讨论,对气血精神辨证理论的贡献应该是开创性的。清·周学海《读医随笔·证治总论·气血精神论》曰:"医者,道之流也。道家以精、气、神,谓之三宝,不言血者,赅于精也。是故气有三:曰宗气也,荣气也,卫气也。精有四:曰精也,血也,津也,液也。神有五:曰神也,魂也,魄也,意与智也,志也,是五脏所藏也。"关于气血精神病证的病因病机,《读医随笔·证治总论·气血精神论》曰:"气之乱,则为五胀,出《灵枢·胀论》,为癫厥;精之乱,则为五水,为淋浊;血之乱,则为痈疽,为积聚,为衄衊,为咯血;神之乱也,精神虚而相并,并于心则喜,并于肺则悲,并于肝则忧,并于脾则畏,并于肾则恐。"关于血、精、津、液、脑、髓的概念与关系,《读医随笔·证治总论·气血精神论》曰:"精之以精、血、津、液,列为四者,何也? 本神曰:五脏主藏精者也,故统谓之精。夫血者,水谷之精微,得命门真火蒸化,以生长肌肉、皮毛者也。凡人身筋骨、肌肉、皮肤、毛发有形者,皆血类也。精者,血之精微所成,生气之所据也。""髓与脑,皆精之类也。津亦水谷所化,其浊者为血,清者为津,以润脏腑、肌肉、脉络,使气血得以周行通利而不滞者此也。凡气血中不可无此,无此则槁涩不行矣。""血之质最重浊;津之质最轻清;而液者清而晶莹,浓而凝结,是重而不浊者也;精者合血与津液之精华,极清极厚,而又极灵者也,是神之宅也。""四者之在人身也,血为最多,精为最重,而津之用为最大也。内之脏腑筋骨,外之皮肤毫毛,即夫精也、血也、液也,莫不赖津以濡之,乃能各成其体而不敝。"关于五神,《读医随笔·证治总论·气血精神论》曰:"五神者,血气之性也。喜、怒、思、忧、恐,本于天命,人而无此,谓之大痴,其性死矣。然而神之病,其变不可测,而又最不易治,则其本末不可不知也。大抵神之充也,欲其调;神之调也,欲其静。"

清末医家张锡钝则引入西医学概念,在中医学领域首次提出了"脑充血"和"脑贫血"的概念,重视对气血精神病证的治疗,创制了包括活络效灵丹在内的一批行之有效的治疗气血精神病证的方剂。

总之,气血精神理论源于中国古代哲学,奠基于《黄帝内经》,其后历代医家进一步充实、丰富了气血精神辨证的理论宝库,使之日臻完善。气血精神辨证既不是空洞的理论,也不是简单的经验,而是历代中医仁人志士智慧的结晶。相信随着气血精神辨证理论的不断完善和发展,必将为中医药防治疑难疾病提供新的方法,开辟新的途径。

第二章

气 病 证 治

第一节 气的基本概念

中国古代哲学认为，气是构成整个宇宙的最基本物质。这种观点被引入中医学领域，就认为气是构成人体的最基本物质，也是维持人体生命活动的最基本物质。气是一种极其细微的物质，细微到难以用现代科学仪器察知其形状，所以古人说它是无形的；同时，气又是一种活动力很强并且不断运动着的物质，因此从事物的运动变化中可测知气的存在。

一、气是构成宇宙的最基本物质

中国古代哲学认为，世界上的一切都是由气构成的。气构成宇宙，气的运动变化引起了世界的运动变化。《素问·天元纪大论》曰："在天为气，在地成形，形气相感而化生万物矣。"天之阳气下降，地之阴气上升，阴阳交合感应于天地之间，氤氲而化生万物。故万物之生，皆源于气。总之，元气论是中国传统文化中占主导地位的哲学自然观，这一理论体现了中国古代科学家对自然、对生命过程的基本认识，即世界上的一切运动变化都是气运动变化的具体表现。

二、气是构成人体的最基本物质

《素问·宝命全形论》谓："人以天地之气生，四时之法成。""天地合气，命之曰人。"由此可见，人是依靠天地之气而产生，随四时规律而成长的。天地之气相合，才产生了人。也就是说，人是由天地之气相合而产生的，天地之气是构成人体的最基本物质。气有两种状态：一种是已聚而成形的，如人身的脏、腑、筋、骨等；另一种是呈弥散状态的，用现代科学仪器难以直接观察其形态的气,如人体内的元气、宗气、营气、卫气等。但是在这里必须强调,用现代科学仪器难以直接观察到其形态,并不等于气是没有形态的,相信随着科学技术的不断发展,总有一天会把气的形态揭示清楚。

三、气是维持人体生命活动的最基本物质

人类必须从自然界摄取清气才能维持生命,而且人的生命活动实质上就是气的运动和变化,气的运动和变化如果停止,人的生命活动也就终结。人的生命是自然界的产物,人类必须同自然界进行物质交换,才能维持其生命活动。《素问·六节脏象论》曰:"天食人以五气,地食人以五味。五气入鼻,藏于心肺,上使五色修明,音声能彰。五味入口,藏于肠胃,味有所藏,以养五气,气和而生,津液相成,神乃自生。"

在人的生命活动中,气的运动是最根本的运动。如吸入清气,呼出浊气。通过气的出入与自然界交换气体,以维持生命。又如人食入水谷,在肠胃中消化后,其精微被吸收,糟粕被排出。而精微物质又进一步化为津液、营气、卫气等运行于全身。体内精微物质的传输和运行,血液的流动,津液的输布等物质运动,都是在气的推动下进行的。所以,人的生命活动本身,也可理解为气的升降出入运动。在气的升降出入运动作用下,人体的血、精、津、液、水谷精微等才能运行于周身。因此,人体任何形式的运动都是由气推动的,没有气的运动生命就不复存在。

第二节　气的生成

人体的气来源于父母的先天之精气、饮食物中的水谷精气和存在于自然界的清气。

先天之精气来源于父母的生殖之精,是形成胚胎的原始物质。如《灵枢·天年》说:"人之始生……以母为基,以父为楯。"《灵枢·决气》说:"两神相搏,合而成形,常先身生,是谓精。"所以说先天之精是构成人体和维持人体生命活动的本源,没有先天之精也就不可能产生人体及其生命活动。故《素问·金匮真言论》称:"夫精者,身之本也。"人出生以后,先天之精藏于肾中,为肾中精气的主要组成部分,是人体生长发育和生殖之本。

水谷精气,即水谷精微,也可简称为谷气。它来源于饮食物。人体摄入饮食后,经胃的消化和脾的运化,将饮食物中的营养成分转化为能被人体吸收和

利用的精微物质输布于全身,成为维持人体生命活动的营养和化生气血的主要物质来源。所以《灵枢·营卫生会》说:"人受气于谷,谷入于胃,以传与肺,五脏六腑,皆以受气。"

自然界的清气,依靠肺的司呼吸功能才能吸入。人一离开母体,即开始呼吸,吸入的清气是人体气的主要来源,所以明·孙一奎在《医旨绪余·原呼吸》说:"人一离母腹时,便有此呼吸,不待于谷气而后有也……平人绝谷,七日而死者,以水谷俱尽,脏腑无所充养受气也。然必待七日乃死,未若呼吸绝而即死之速也。"

综上所述,人体的气主要来源于先天之精气、水谷精气和自然界的清气。但从人体气的生成过程来看,除与先天禀赋、后天饮食营养以及自然环境等状况有关外,尤其与人体本身肺、脾、胃、肾的生理功能密切相关。

第三节　气的分类

人体的气是多种多样的,根据其主要组成部分、分布部位和功能特点之不同,主要分为以下几种:元气、宗气、营气、卫气。

一、元气

元气为人体最基本、最重要的气,是人体生命活动的原动力。元气的组成,以肾所藏的精气为主,依赖于肾中精气所化生。元气生成后,通过三焦而流行分布于全身,内至脏腑,外达腠理肌肤,作用于机体的各个部分。

元气的主要功能,是推动人体的生长和发育,温煦和激发各个脏腑、经络等组织器官的生理活动。所以说,元气是人体生命活动的原动力,是维持生命活动的最基本物质。机体的元气充沛,则各脏腑、经络等组织器官的活力就旺盛,机体的体质就强健而少病。若因先天禀赋不足,或后天失调,或因久病耗伤,就会形成元气虚衰而产生多种病变。

二、宗气

宗气为后天生命活动宗始之气。

宗气,是以肺从自然界吸入的清气和脾胃从饮食物中运化而生成的水谷精气为主要组成部分,相互结合而成。宗气生成之后,聚积于胸中,即"上气海",是全身之气运动流行的本始。肺和脾胃在宗气的形成过程中发挥着重要作用。所以宗气的盛衰与肺、脾胃的生理功能有关,尤其与肺关系更为密切。宗气聚集于胸中,经肺的宣发作用,出喉咙,贯心脉。经肺的肃降作用,下蓄于丹田,并经气街而注于足阳明胃经,下行于足。

宗气的功能有两个方面:一是走息道以行呼吸,具有促进肺的呼吸运动的作用,并与语言、声音和呼吸强弱有关。二是贯心脉而行气血,即贯注到心脉的宗气,具有推动心脏的搏动、调节心率和心律等功能。故凡气血的运行,肢体的寒温和活动能力,视听的感觉能力,心搏的强弱及其节律等,皆与宗气的盛衰有关。"虚里"位于左乳下,是古人诊察宗气盛衰的部位。所以,在临床上常常以"虚里"处的搏动状况和脉象来测知宗气的盛衰。

三、营气

营气是与血共行于脉中之气。营气富于营养,故又称为"荣气"。营与血的关系极为密切,可分而不可离,故常"营血"并称。营气与卫气相对而言,属于阴,故又称"营阴"。

营气主要来自脾胃运化的水谷精气,由水谷精气中的精华部分所化生。营气存在于血脉之中,成为血液的重要组成部分,并循脉上下而周流于全身。

营气的主要生理功能,有营养机体和化生血液两个方面。水谷精微中的精华部分,为营气的主要成分,是脏腑、经络等生理活动所必需的营养物质。同时营气注入脉中,成为血液的组成部分。

四、卫气

卫气是运行于脉外之气。卫气与营气相对而言,属于阳,故又称为"卫阳"。卫气主要由水谷精气所化生。卫气的活动力特别强,流动迅速,所以它不受脉管的约束,运行于皮肤、分肉之间,熏于肓膜,散于胸腹。

卫气的生理功能有三个方面,一是护卫肌表,防御外邪入侵。二是温养脏腑、肌肉、皮毛等。三是调控腠理的开合及汗液的排泄,以维持体温的相对恒定。

除上述概念和功能之外,在中医学领域中,气的名称还有很多。如正气与邪气;风寒暑湿燥火六种正常气候,称之为"六气";异常状态下的六气,又称为"六淫之气";中药的寒热温凉四种性质和作用,称作"四气"等。由此可见,"气"在中医学领域中是一字多义,或作"性质",或作"功能",或作"气候",等等。这些气和我们所论述的构成人体最基本物质的"气"是有区别的。

第四节 气的生理功能

气是构成人体和维持人体生命活动的最基本物质,《难经·八难》曰:"气者,人之根本也。"气对于人体生命活动具有多种十分重要的生理功能,归纳起来主要有推动、温煦、防御、固摄和气化五个方面。

一、推动作用

气的推动作用,主要是以气自身的活力和运动,推动和促进机体的生长发育。所有脏腑、组织器官的生理活动,精血的生成和运行,津液的生成、输布和排泄等,都是气的推动作用的具体体现。清·唐宗海《血证论·吐血》曰:"气为血之帅,血随之而营运。"若气的生成不足或气的消耗过多时,则气的推动和激发作用减弱,机体各方面的生理活动也随之减退,在青少年时期可表现为机体的生长发育迟缓,在成人则可发生早衰现象;若影响精血的生成时,可形成精血亏虚证;若影响血的运行,可使血行迟缓而致血瘀;若影响精的运行,可引发精布失调、精淤诸证。故《素问·调经论》说:"五脏之道,皆出于经隧,以行血气,血气不和,百病乃变化而生。"

二、温煦作用

气的温煦作用是指气对于机体脏腑、脉络、皮肤、筋骨等组织器官和精、血、津、液具有温煦作用。战国时期医学家秦越人《难经·二十二难》说:"气主煦之"。人的体温来自气的温煦功能,是依赖于气的正常运行来维持恒定;机体脏腑、脉络等组织器官也要依赖于气的温煦作用以维持正常的生理活动;血和精等液态物质,也依赖于气的温煦作用而不致凝滞,环流于周身。气的温煦作用失常,主要表现为畏寒喜暖,四肢不温,体温偏低,血和精运行迟缓等。

三、防御作用

机体的防御作用是一个复杂的生理过程,但是气在其中起着非常重要的作用。气的防御作用主要指气具有防止外邪侵入人体而致病的作用。外邪侵入人体,一般是通过皮毛和口鼻两个途径。而气对于外邪侵入的防御作用,主要是指卫气护卫周身的肌表,调节腠理之开合,防止外邪从皮毛侵入人体。《素问·刺法论》曰："正气存内,邪不可干。"虽然气对于防止外邪从口鼻侵入的作用并不如护卫肌表的作用那样直接,那样的具有特殊意义,但亦有一定的防御作用。当气的防御作用减弱时,全身的抗病能力也随之下降,外邪则易于侵入人体而致病。故《素问·评热病论》说："邪之所凑,其气必虚。"

四、固摄作用

固摄就是控制、统摄的意思。气的固摄作用主要表现为对精、血、津、液等液态物质具有防止其无故流失的作用。具体表现为固摄血液使其运行于脉络之中,防止其逸出脉络之外;固摄汗液、尿液、唾液、胃液、肠液等,控制其分泌量、排泄量和排出时间,以防止其无故流失;固摄精液,使其不致妄泄损耗等。若气的固摄作用减弱,则有导致体内液态物质大量丢失的危险。若气不摄血,可引起各种出血病证;气不摄津,可导致小便失禁、多尿、多汗等病证;气不摄精,则造成遗精、早泄等病证。

五、气化作用

气化是指通过气的运动而产生的各种变化。具体地说,即是气在运动过程中自身所发生的变化,如各种气的生成及其代谢,精、血、津、液等的生成和代谢及其相互转化等,均属于气化的范畴。因此,机体新陈代谢的实质是气化作用的具体体现。

《素问·阴阳应象大论》所论"阳化气,阴成形"是对人体气化功能的高度概括,所以将体内"形"和"气"之间的相互转化视为气化功能的本质所在,因而认为气化作用是生命活动的根本。人的生命活动一开始即有气化,通过气化作用转化为胚胎之形,出生之后则吸入在天之气,食入在地之味,以形成自身之精气,气化而成形,不断生长壮大。与此同时,人体摄入的各种物质经气化作用,或转化为气,为机体提供能量,或变成代谢废物排出体外。由于人体所有生理活动都是通过气化作用完成的,所以说没有气化就没有生命。

气的五种生理功能虽然各不相同,但归结到一点,都取决于气是活力很强的不断运动着的精微物质特性。正因为气的升降出入之间的协调平衡,所以才能推动和激发机体的各种生理活动。

第五节　气病辨证

气病辨证，是根据气的生理功能、病理变化，分析辨认其所反映的不同证候，用以指导临床诊断和治疗。

气病范围非常广泛，凡是气之所至皆可为病，因此可以说任何疾病的发生演变都和气的功能失调密切相关，《素问·举痛论》曰："百病生于气也"。气病在外感、内伤病中皆能发生，而气的盛衰与存亡对疾病的预后至关重要。

引起气病的原因很多，大凡外感六淫、内伤七情皆可使气的功能失调而引发疾病。病邪侵入人体之所以致病，也与正气不足密切相关，故《素问·评热病论》曰："邪之所凑，其气必虚。"《素问·刺法论》则曰："正气存内，邪不可干。"常见的气病主要可概括为气滞、气逆、气虚、气陷四种情况，分列如下：

一、气滞证治

气滞证是人体脏腑、脉络或形体任何部位发生气的运行不畅或停滞的病理状态。气滞证的形成，多因精神刺激、情志抑郁不畅或郁怒伤肝所致。气滞证范围非常广泛，凡人体任何部位或脏腑气机不利，气行阻滞而不畅，从而造成脏腑功能失调或障碍所表现出的临床证候均可称为气滞证。

1. 病因病机　造成气滞的原因很多，凡是病邪外袭、七情内伤、饮食不节以及劳倦内伤等因素皆能使气机失调而形成气滞证。

精神刺激，情志抑郁不畅，可使肝失疏泄致肝郁气滞。若肝气郁滞，则胆气往往失疏，故临床上肝胆同病较为多见，表现为胁肋胀痛；若肝气犯胃，可见脘胁胀闷疼痛，其胀痛特点一般与情绪变化有关。

痰饮、血瘀、精淤、食积、蛔虫等有形之邪阻碍脏腑、脉络气机。如水饮上犯，导致肺气壅滞，造成喘息不得卧；饮食失调，气机不利，可造成脾胃肠之运化、升清、降浊、传导功能失调，导致胃肠气滞，表现为脘腹胀满、夜寐不宁等。

外感六淫，袭表束肺，或外邪直中，阻遏脏腑气机。《素问·举痛论》云："寒则腠理闭，气不行，故气收矣。"外邪侵袭，阻滞肺气，肺失宣降，可致咳喘等。

劳倦过度，损伤正气，气虚则运行无力，导致气机郁滞。《素问·调经论》云："有所劳倦，形气衰少，谷气不盛，上焦不行，下脘不通。"可见中气虚损，导致胃脘气滞。

外伤、跌仆闪挫,可致局部组织气机阻滞,使局部组织和关节功能发生障碍,表现为肿胀、疼痛等。

此外,气是精血和津液运行的动力和统帅,若气机郁滞不畅,常可导致精血运行不畅或津液停聚,从而形成血瘀、痰饮、精淤等。《灵枢·五癃津液别》曰:"阴阳气道不通,四海闭塞,三焦不泻,津液不化,水谷并行肠胃之中,别于回肠,留于下焦,不得渗膀胱,则下焦胀,水溢则为水胀。"文中揭示了三焦气机不畅,致津不化气,泛溢而成水肿的病理过程。

2. 证候特点　气滞证的证候特点是,由于气机郁滞于机体某一部位,或者由于机体局部的某个部位气机不畅,从而表现为局部胀满疼痛。其特点是胀重于痛,时轻时重,时胀时消,或表现为"窜痛",性质、部位不完全固定,且每于嗳气、矢气后暂时缓解或减轻。

由于引起本证的病因不同,病变部位各异,因而其临床表现亦有轻重之别。通常轻者多见胀闷,重者则为疼痛,无论脏腑、脉络、肌肉、关节等皆能反映这一现象。如肺气壅滞,可见胸满而闷痛,咳嗽喘促;肝郁气滞,可见胁肋胀痛,或胸胁窜痛以及乳房胀痛等,且常随情绪变化而增减;胃肠气滞,可见胃脘胀痛,嗳气频作,腹胀,矢气则舒等;气机不畅,积滞内停,可见突发腹痛,阵阵加剧,以上腹胁肋窜痛为主;若痰气互结或气血互结,则在其结滞的局部可出现肿块,或发为瘿瘤、梅核气等。

3. 治法方药　由于气滞证的主要病机是人体某部位或某一脏腑气机阻滞,运行不畅,功能障碍,因此其治疗应以理气、行气为主。常用的理气药,如香附、木香、枳壳、陈皮等,可通用于各种气滞证。常用方如四逆散(《伤寒论》)、柴胡疏肝散(《景岳全书》)、五磨饮子(《医方考》)、金铃子散(《素问病机气宜保命集》)、大柴胡汤(《金匮要略》)等。若肺气壅滞,宜宣肺降气,常用麻黄、杏仁、桔梗、瓜蒌、陈皮等;若肝气郁滞,宜疏肝理气,常用柴胡、香附、青皮、郁金、川楝子等;肠胃气滞,宜开胃行气,常用陈皮、木香、佛手、莱菔子、枳实、厚朴、槟榔、沉香、大腹皮等。

二、气逆证治

气逆证是指由于气的上升太过或下降不及所表现出的病理状态(气的运行方向失常或反作的病理状态)。多因情志不遂或感受外邪所引起,临床上气逆证一般以肺气上逆、胃气上逆、肝气上逆证为多见。《素问·阴阳应象大论》所谓"清气在下,则生飧泄;浊气在上,则生䐜胀。此阴阳反作,病之逆从也",

介绍的是典型的气机逆乱所引起的病证。

1. 病因病机

(1)情志因素:《素问·举痛论》曰:"怒则气逆,甚则呕血及飧泄,故气上矣。"乃大怒致肝气升发太过,气逆而病。肝气上逆常与气滞同时并见,表现为头痛、眩晕、急躁易怒等。

(2)饮食失节:《灵枢·邪气脏腑病形》曰:"形寒寒饮则伤肺,以其两寒相感,中外皆伤,故气逆而上行。"乃外寒内饮客肺,导致肺气失降而上逆;胃气上逆,多由胃寒停饮,或痰食阻滞,致胃气失于和降而气机上逆。胃气主降,气机上逆则见呃逆、嗳气、恶心、呕吐等症状。

(3)外邪侵袭:外邪侵袭,首先犯肺,以致肺失肃降而气机上逆,故发咳喘。由于肺位胸中,气机上逆而滞,故胸部满闷。气滞则水津不布,停滞肺系,凝聚为痰,所以胸闷痰多亦较常见。

脏腑气机上逆证以实证为主,然而也有少数因于气虚而致气逆者。如《素问·奇病论》曰:"此人者,数谋虑不决,故胆虚,气上逆而口为之苦。"乃胆气因虚而上逆的明证。

2. 证候特点　气逆证以肝、胃、肺气上逆为多见。肝气上逆的临床表现,可见头痛、眩晕、昏厥、呕血、急躁易怒、脉弦等;胃气上逆,可见呃逆、嗳气、恶心、呕吐,或伴见嘈杂吐酸等;肺气上逆,可见咳嗽气喘、胸闷痰多等。

3. 治法方药　由于气逆证的病机为气机升降失常,气上逆而不顺降,故其治疗原则应以降气镇逆为主,使气机升降恢复正常。常用降气平喘药有:苏子、半夏、前胡、厚朴、陈皮等,如苏子降气汤(《和剂局方》);降逆止呕之旋覆花、代赭石、半夏、丁香、柿蒂等,如旋覆代赭汤(《伤寒论》)、丁香柿蒂汤(《症因脉治》);温中降逆之吴茱萸汤(《伤寒论》);调中降逆之橘皮竹茹汤(《金匮要略》)等。

三、气虚证治

气虚指气的质量不足,即达不到维持正常生命活动所需要的质量。由于气的质量不足所表现出的脏腑组织功能减退,以及机体防御病邪能力下降的证候统称为气虚证。

气为脏腑组织功能活动的重要物质,气的质量不足则诸脏失养,所以表现出功能活动减退。原因多由劳累过度,久病伤气,或禀赋不足,年高体弱,以及气的化源不足所引起。《素问·举痛论》曰:"劳则气耗"。

1. 病因病机　造成气虚的原因有多种,大致可归纳为以下几个方面:

(1)先天禀赋不足:《灵枢·寿夭刚柔》谓:"形充而脉小,以弱者气衰。"便是论此。

(2)饮食失宜:多因饮食不当,营养失衡,导致气的化源不足,即《素问·刺志论》所云"谷盛气盛,谷虚气虚"之意。

(3)劳逸失度:《素问·调经论》谓"有所劳倦,形气衰少",《素问·举痛论》谓"劳则气耗",《素问·宣明五气》谓"久卧伤气"等论述便是明证。

(4)生理性功能减退:《素问·阴阳应象大论》曰:"年四十,而阴气自半也,起居衰矣;年五十,体重,耳目不聪明矣;年六十,阴痿,气大衰,九窍不利,下虚上实,涕泣俱出矣。"说明气的质量多少与生理年龄的变化有密切关系。上述理论对于指导临床诊治老年疾病,研究老年人健康长寿问题,具有一定的启发作用。

此外,久病重病耗气过多,也是造成气虚的重要因素之一。如《素问·太阴阳明论》曰:"脾病不能为胃行其津液,四支不得禀水谷气,气日以衰。"

虽然上述某种单一致病因素便可导致气虚,但在临床上,以两种或两种以上因素复合作用而产生的气虚证较为多见。

气为脏腑组织功能活动的重要物质,气虚脏腑功能减退,故表现全身虚弱的证候。由于肺主一身之气,故在气虚证中,可见少气,呼吸微弱,甚至短促不足以息的症状。气者神之主,气充则神旺,气衰则神弱,故见神倦萎靡,精神不振。脑为髓海,气虚则水谷精微不能营运于上,清窍失养,故见眩晕耳鸣。所以《灵枢·口问》曰:"上气不足,脑为之不满,耳为之苦鸣,头为之苦倾,目为之眩。"

2. 证候特点　气虚的证候特点是:少气懒言,语声低微,疲倦乏力,头晕目眩,自汗,面色无华,活动则诸症加重,舌质淡,苔白,脉细弱无力等。由于气虚的程度有轻重不同,对于脏腑组织以及水液代谢等方面的影响也各有差异,因而在临床上常见有肺气虚、心气虚、脾胃气虚、肾气虚、肾不纳气等证。此外,由于气和精血同源互化的关系,气虚亦可引起血虚、精亏、血瘀、出血、精淤、痰饮、水肿等病证。

3. 治法方药　由于气虚证的主要病理机制是气的质量不足,从而造成脏腑功能减退,抗病能力下降,故其治疗原则是《灵枢·经脉》"虚则补之",以补气、益气为主。常用药有:人参、黄芪、白术、茯苓、炙甘草等,如补益脾胃气虚之四君子汤(《太平惠民和剂局方》);补益肺气之补肺汤(《备急千金要方》);补肾气之大补元煎(《景岳全书》)、金匮肾气丸(《金匮要略》)等。

四、气陷证治

气陷证是指气下降太过或升发不及的病理状态,是对不同脏腑组织出现这一相同病理变化的总称。人体脏腑组织固定于一定位置而不下垂者,有赖于气的升举之力,若气的升举无力,就会出现气陷病证。

1. 病因病机　气陷一般是在气虚的基础上产生的,或者说是气虚的一种特定表现形式。多因久泻久痢,或劳累过度,或产后过早劳动,或小儿元气未充等因素引起。明代医家张介宾《景岳全书·杂证谟·脱肛》谓:"有因久泻、久痢,脾肾气陷而脱者。有因中气虚寒,不能收摄而脱者。有因劳役吐泻,伤肝脾而脱者。"由此可见,脏腑气虚进一步发展,均有可能出现气虚下陷的病变,但是在临床上以脾、肾及肝的气陷较为常见。中气下陷常导致胃、肾下垂,或直肠、子宫脱垂等病证。肾气不固(下陷)主要表现为精关不固、二便失约等证。《灵枢·本神》曰:"恐惧而不解则伤精,精伤则骨酸痿厥,精时自下。"

2. 证候特点　气陷证病程一般较长,多见于慢性杂病,临床可见眩晕、泄泻、脱肛、胃下垂、子宫下垂等病证。此外,气虚下陷,不能固摄血液,可见月经过多或崩漏;精关不固,则见滑精、遗尿等证。因此只要在上述病证中兼有气虚证的临床特征,即可称为气陷证。

3. 治法方药　由于气陷证的病机是气虚升举无力,造成内脏下垂及精关失固等病证,因此治疗应以补气升提为主。常用药有:黄芪、人参、升麻、防风、柴胡等,如补中益气汤(《脾胃论》)、升陷汤(《医学衷中参西录》)、举元煎(《景岳全书》)、升麻黄芪汤(《医学衷中参西录》)等。

五、养气方法

鉴于气在人体生命活动中的重要作用,中医养生保健总以养气为首务。

清代医家黄凯钧在《友渔斋医话·养气训》中提出:"一少思虑养心气,二莫嗔怒养肝气,三薄滋味养胃气,四少言语养肺气,五节房室养肾气。人能留心五养,长寿永年无难也。"元代邹铉在《寿亲养老新书·卷四·保养》中归纳出古人养气的经验："一者,少言语,养内气;二者,戒色欲,养精气;三者,薄滋味,养血气;四者,咽津液,养脏气;五者,莫嗔怒,养肝气;六者,美饮食,养胃气;七者,少思虑,养心气。人由气生,气由神住。养气全神可得其真道。"此外由于气是流行于全身、不断运动的,所以人体也要适当运动,促进脏腑气机的升降出入,才会有利于维持机体的正常生理功能。

第三章

血病证治

血是一种红色液体,运行于脉络之中,循脉络流注全身,内至五脏六腑,外达皮肉筋骨,对机体脏腑组织起着营养和滋润作用,它是构成人体和维持人体生命活动的基本物质之一。

除上述概念之外,中医学所称之广义的血还包含着营气、神气等概念在内。《灵枢·营卫生会》早有"营在脉中""血者,神气也"等明训,所以古人常以营血并称。

第一节　血的生成和运行

一、血的生成

血主要由营气和津液组成。脾胃是气血化生之源,脾胃消化和吸收的水谷精微物质,经过生理变化而成为血液。《灵枢·决气》谓:"中焦受气取汁,变化而赤,是谓血。"《灵枢·邪客》在论述营气化生血液的过程时说:"营气者,泌其津液,注之于脉,化以为血,以荣四末,内注五脏六腑。"《灵枢·营卫生会》则强调了肺在化生血液中的作用:"中焦亦并胃中,出上焦之后,此所受气者,泌糟粕,蒸津液,化其精微,上注于肺脉,乃化而为血,以奉生身,莫贵于此,故独得行于经隧。"此外,中医学还认为精血之间可以互相化生。明代医家张介宾《景岳全书·杂证谟·血证》曰:"血即精之属也"。隋代·巢元方《诸病源候论·虚劳病诸候下·虚劳精血出候》曰:"肾藏精,精者,血之所成也。"肾主藏精,主骨生髓,精髓可以化生为血,所以病理上血虚与精亏常常是相互影响的。

由于营气和津液都来源于水谷精气,所以饮食营养的优劣和脾胃运化功能的强弱直接影响着血液的化生。长期饮食营养摄入不足，或脾胃运化功能长期失调，均可导致血液的生成不足从而造成血虚证。

二、血的运行

《黄帝内经》对血和营气的运行有明确而详细的记载，如《素问·脉要精微论》谓："夫脉者，血之府也。"《素问·举痛论》云："经脉流行不止，环周不休。"说明血液在脉络之中是流动着的，而不是静止的。《灵枢·营卫生会》中说："营在脉中，卫在脉外，营周不休，五十度而复大会。阴阳相贯，如环无端。"至于血液运行的具体走向，《素问·经脉别论》中有这样的记载，即"食气入胃，浊气归心，淫精于脉。脉气流经，经气归于肺，肺朝百脉，输精于皮毛。毛脉合精，行气于腑，腑精神明，留于四藏，气归于权衡。"从这段原文中不仅可以了解血液运行的具体走向，而且文中还明确指出了心、肺和脉络构成了血液的循环系统。

血液的流动有两大特点：一是永恒的、循环式的流动，即所谓"环周不休"。二是有节律的流动。《素问·平人气象论》说："人一呼脉再动，一吸脉亦再动，呼吸定息，脉五动，闰以太息，命曰平人。"正因为血液流动有节律，才可以用呼吸的节律来计算它。血液之所以会呈循环式的运行，主要是因为脉络在人体的分布是相互贯通的，所以很自然地形成一种环流，正如《灵枢·邪气脏腑病形》所说："经络之相贯，如环无端。"

血属阴而主静，血液之所以能昼夜不停地在脉络中运行，流布全身，环周不休，主要依赖于气的推动作用、固摄作用之间的协调平衡。由于心脏的搏动推动着血液的运行，所以《素问·痿论》说："心主身之血脉"。心脏和脉络在结构和功能上是密不可分的，心脏连着脉络，脉络连着心脏，组成了无端的循环途径。若心气不足，推动血液运行无力，则血流缓慢，甚或血瘀脉络。血液的正常循行还需要其他脏腑的密切协助，如肺的宣发、朝百脉和肝的疏泄等均是推动和促进血液运行的重要因素；脾统血和肝藏血的功能则对固摄血液起重要作用。此外，脉络是否通利更是直接影响血液运行的重要因素。如果推动和促进血液运行的作用增加，或固摄血液的作用减弱，则血液的运行也因之加速，甚则逸出脉外导致出血；反之，则血液的运行因之变缓，可造成血瘀甚或脉络瘀阻等病理变化。

第二节 血 的 功 能

血具有营养、滋润周身脏腑组织和维持人体精神活动的功能。血在脉络中运行,内至脏腑,外达皮肉筋骨,如环无端,运行不息,不断地对全身的脏腑组织器官起着营养和滋润作用,以维持其正常的生理活动。战国时期医学家秦越人《难经·二十二难》曰:"血主濡之。"就是对血的营养和滋润作用的简要概括。明代医家张介宾对血的功能概括较为全面,其在《景岳全书·杂证谟·血证》曰:"灌溉一身,无所不及。故凡为七窍之灵,为四肢之用,为筋骨之和柔,为肌肉之丰盛,以至滋脏腑,安神魂,润颜色,充营卫,津液得以通行,二阴得以调畅。凡形质所在,无非血之用也。"总之,血的生理功能大致可分为两个方面:

一、血是维持人体脏腑组织功能活动的物质基础

血来源于水谷精微,通过脾胃的生化输布,注之于脉,化而为血。血运行周身,内至五脏六腑,外达皮肉筋骨,对全身组织器官起着营养和滋润的作用,《素问·五藏生成》曰:"肝受血而能视,足受血而能步,掌受血而能握,指受血而能摄。"简要地概括了血的功能表现。由此可见,人体脏腑组织功能活动无不与血的功能密切相关。

二、血是人体精神活动的主要物质基础

血是人体精神活动的主要物质基础,《素问·八正神明论》说:"血气者,人之神,不可不谨养。"若人之血气充盈,血脉调和通利,则表现为精神充沛,神志清晰,感觉灵敏,活动自如,所以《灵枢·平人绝谷》说:"血脉和利,精神乃居。"若血虚,则神无所养,常会出现惊悸、失眠、多梦、健忘等神志病证。失血过多还可出现烦躁、恍惚、癫狂、昏迷等神志失常的证候。

第三节 血 病 辨 证

血病辨证是根据血的生理功能、病理变化,分析辨认其所反映的不同证候,用以指导临床诊断和治疗。由于血具有营养、滋润周身脏腑组织和维持人体精神活动的功能,因此,血的质、量和运行发生异常,皆可关系到人体的健康

和精神活动,《灵枢·本脏》谓:"血和则……筋骨劲强,关节清利矣。"《素问·五藏生成》曰:"卧出而风吹之,血凝于肤者为痹,凝于脉者为泣,凝于足者为厥。"

血病辨证比较复杂,概括起来可归纳为充血、出血、血虚、血瘀和血毒五种病证,各种病证的病因病机,既有区别又有联系。此外,本书将与血栓有关的疾病,根据其病变部位、证候特点,从不同角度分别列在血瘀证和脉络阻塞证范畴内讨论,但是在某些情况下血瘀证和脉络阻塞证可以具有相同的病因病机,血瘀证可以包涵脉络阻塞证,脉络阻塞证也可以是血瘀证进一步发展的结果或特殊表现形式,因此在临床上化瘀法与通络法常同时应用。

一、充血证治

局部组织或器官内的血液含量增多称为充血,因局部组织或器官充血所引起的临床病证称为充血证。

充血是机体组织对各种致病因子引起的损害所发生的一种以防御为主的反应,机体内部各种防御功能呈现为代偿性亢进状态,尚未发生代谢方面的明显障碍,局部病变以充血、水肿、渗出等表现为主。

充血可分为动脉性充血和静脉性充血两种。动脉性充血是由于动脉血输入量增多,致使局部组织或器官内血液含量增多,称为动脉性充血,简称为充血。静脉性充血是由于静脉的血液回流受阻,血液在静脉和毛细血管瘀积,致使局部组织或器官含血量增多,称为静脉性充血,简称瘀血。本节仅讨论动脉性充血,静脉性充血将在血瘀病证中讨论。

动脉性充血可在正常生理状况下,因器官或组织功能增强而发生,例如运动时的肌肉组织、妊娠子宫、饭后胃肠的充血等。病理性动脉充血主要见于各种急性炎症,在外感热病和内伤杂病中皆能出现,临床所见大多属于实热证。除局部红、肿、热、痛症状比较突出之外,多伴有发热、白细胞总数增多或减少等全身反应。如急性扁桃体炎、大叶性肺炎、急性肾盂肾炎、急性阑尾炎、急性胃肠炎等。

一般说来,充血是一种暂时性的病理变化,并不引起严重后果。在某些时候动脉性充血对机体是有益的,因为充血使局部组织得到更多的氧和营养物质,促进物质代谢和功能活动增强,从而增强局部的抵抗力,亦可加快损伤的修复。但另一方面,动脉性充血对机体也有一定不利之处,如脑充血时可致颅内压增高,引起头痛、头晕,在脑动脉硬化基础上,可因过度充血而发生脑血管破裂出血,给机体带来一定危害。

1. 病因病机　在古代中医学文献中,最早记载"充血"概念的是清末医家张锡纯,其在《医学衷中参西录·论脑充血之原因及治法》云:"《内经》厥论篇谓'巨阳之厥,则肿首头重,足不能行,发为眴仆''阳明之厥,面赤而热,妄言妄见''少阳之厥,则暴聋颊肿而热',诸现象皆脑充血证也。""脑充血之轻者,不至血管破裂也。"《医学衷中参西录·论脑贫血痿废治法》又云:"脑充血者,血之注于脑者过多,力能排挤其脑髓神经,俾失所司。"

引起充血的原因有很多,既有感受外邪而发,也可因七情动火、过食辛辣等致邪从内生。其邪有原属于温热的,一是外热入里,正邪剧争,阳气偏胜;二是邪热内生,郁于脏腑,气机功能失调;尚有从寒化热的。总之,充血的病因以热邪为主,但是并非所有的热邪致病均表现为充血证,或所有的充血病证均属于热邪致病,临床必须辨证论治。

此外必须强调,致病因素能否引起充血以及充血反应的强弱,除与致病因素的性质、强度和作用时间等有关外,还与机体对致病因素的敏感性有关。因此,充血证的发生和发展,取决于致病因素和机体反应性两方面的综合作用。即《素问·刺法论》所云:"正气存内,邪不可干",《素问·评热病论》所云:"邪之所凑,其气必虚"。

因感邪性质不同和人体体质的差异,充血证在病机和证候上也有不同类型。但是,无论哪一种致病因素引起的充血证,均表现为局部证候和全身反应。首先表现在病变局部的气血过度充盈,脉络扩张,津液渗出,导致局部红、肿、热、痛。

近年的研究结果表明,充血证所表现出的"红"系由于局部动脉充血,脉络扩张,血液内氧化血红蛋白增多所致,以后可随病程的迁延,血液内去氧血红蛋白的增多,导致局部组织变为暗红色;"肿"系由于局部动脉充血,脉络阻塞,营血津液外渗所致;"热"系因局部动脉性充血及组织代谢增强,产热增多之故;"痛"与多种因素有关,其中组织分解代谢增强,炎症介质刺激,是疼痛的重要原因;其次局部组织肿胀,气血凝滞,阻塞不通,压迫神经末梢也可以引起疼痛,即所谓"不通则痛";舌质红绛为黏膜固有层中的毛细血管数目增多、扩张、充血,气血过度充盈脉络之征。脉象弦数为脉中血行加速,血流涌盛的反应。

2. 证候特点　任何充血证均有程度不同的局部证候和全身反应。临床以局部红、肿、热、痛和发热、口渴、心烦、小便短赤、舌红、苔黄、脉滑数为主证。病理学观察可见局部器官或组织轻度肿胀,体积增大,颜色鲜红。全身反应以发热和白细胞总数增多或减少为特征。急性细菌性感染所致者,血中白细胞总数常增多,而病毒感染时白细胞总数常减少。

由于充血病变所在的部位不同,其证候表现和兼症也各有区别:

临床所见,若邪犯肌表,初起邪毒尚轻,可见短暂的恶寒发热等表证,继则热毒渐炽,燔灼肺胃,上攻咽喉,可造成咽喉红肿疼痛,甚则糜烂,咳嗽,咯黄痰,胸痛;表寒入里化热,痰热壅肺,络充形肿者,可见恶寒,发热,咳嗽,咳痰,痰黄黏稠,胸闷胸痛,口渴,大便干,溲黄,舌质红,苔黄腻,脉滑数。

若胃肠实热,热盛络充,致胰腺肿大者,可见突发上腹部剧痛,痛如刀割,拒按,高热,口干渴,尿短赤,呕吐频作,大便秘结不通,舌质红,苔黄腻或燥,脉弦滑数。

若肝胆湿热,络充形肿,致胰腺肿大者,可见突发上腹部疼痛,伴右上腹阵痛,胀满难忍,上腹拒按,伴恶心,不思饮食,口苦咽干,身目发黄,尿黄赤,大便秘结,舌质红,苔黄腻,脉弦滑数。

若湿热内蕴,肾络充血者,可见畏冷发热,尿频,尿急,尿痛,少腹胀痛,腰痛,苔黄腻,脉滑数;邪侵膀胱及肾,则腰痛尿频,小便不利,或见浮肿,或见血尿。

若湿热蕴结前列腺,致络充形肿者,可见尿频,尿急,尿灼痛,少腹疼痛难忍,口苦,口渴不欲饮,大便不畅,舌质红,苔黄腻,脉沉数。

若热毒内蕴,盆腔脉络充血者,可见高热恶寒,头痛,无汗或微汗,下腹疼痛拒按,带下量多,色黄或白,或赤白相兼,质稠秽臭,口干喜饮,恶心纳差,小便短少黄赤,大便燥结,舌质红,苔黄腻,脉滑数或洪数。

若热蕴皮肤则见局部红肿热痛。如果人体正气虚弱,抗病能力下降,病邪不能及时控制及消除,则可进一步形成热胜肉腐,肉腐为脓,从而导致脓肿的形成;邪毒攻心,则可见心悸、气喘、脉象结代等症。

3. 治法方药　风热在表,邪毒上熏咽喉,致咽喉充血者,宜疏风清热解毒,方选银翘散(《温病条辨》)加减。

外寒里热,致肺、支气管充血者,宜解表散寒,清热宣肺,方选麻杏石甘汤(《伤寒论》)加减;胃肠实热,热盛络充,致胰腺肿大者,宜清热解毒,通里攻下,方选大承气汤(《伤寒论》)加减。

肝胆湿热,络充形肿,致胰腺肿大者,宜清热利湿,凉血消肿,方选茵陈蒿汤(《伤寒论》)合小柴胡汤(《伤寒论》)加减;湿热内蕴,肾络充血者,宜清热解毒,利尿消肿,方选八正散(《太平惠民和剂局方》)加减。

湿热内蕴,阻于大肠,致大肠充血者,宜清热燥湿解毒,方选葛根芩连汤(《伤寒论》)加减;热毒夹瘀,内壅肠道者,宜清热解毒,凉血活血,方选大黄牡丹皮汤(《金匮要略》)加减。

若湿热蕴结前列腺,致络充形肿者,宜清热解毒,除湿散结,方选石韦散(《证治汇补》)加减。

热毒内蕴,盆腔脉络充血者,宜清热解毒,凉血和络,方选双酱妇炎汤①。

热毒炽盛,充斥内外者,宜清热解毒,方选五味消毒饮(《医宗金鉴》)或黄连解毒汤(《奇效良方》)加减;阴虚火旺所致充血者,宜滋阴清热,方选知柏地黄汤(《医宗金鉴》)加减。

此外,对于发生在体表的,具有红肿热痛证候的充血证,可以采用具有清热解毒、消肿止痛的中药外敷进行治疗,如金黄散(《外科精义》)等。

实践证明,清热凉血解毒法是治疗充血病证最有效的方法之一。在体质允许的情况下,如果能适时采用清热凉血解毒方药治疗,不仅能取得满意疗效,而且能杜绝病情的传变。此外,在充血证的后期,特别是对局部充血暗红者,适时适量加入凉血活血之品,对改善局部组织的血氧供应,减轻肿痛症状具有积极作用。

二、出血证治

血液自心脏和脉络外逸至组织间隙、体腔或体外称为出血。流出的血液渗入组织间隙或体腔内称内出血;血液流出体外则称外出血。

正常情况下血液是循行于脉络之中的,若因各种原因造成血液从脉络内溢出,或停蓄体内或流出体外所引起的临床证候,称为出血证。

出血可分为两大类:一类是破裂性出血,由心脏或脉络破裂所引起。可以发生在心脏、动脉、静脉和毛细血管的任何部位。另一类是漏出性出血,主要是由于血液成分和性质改变所引起,如血小板减少性紫癜、再生障碍性贫血、白血病等。本节主要讨论漏出性出血,破裂性出血将在脉络病证中讨论。

出血的后果取决于出血的数量、速度及部位。漏出性出血相对比较缓慢,一般出血量较少,不会引起严重后果。但少量慢性出血可以引起贫血。外伤引起大出血,可造成血压下降,甚或失血性休克。出血部位不同对人体的影响

---

① 双酱妇炎汤(宋福印经验方):金银花 20 克、蒲公英 30 克、地丁 30 克、紫草 10 克、红藤 15 克、败酱草 30 克、白花蛇舌草 30 克、苦参 15 克、金钱草 30 克、甘草 10 克,水煎服。

也不同,重要脏器或组织即使少量出血也可能引起严重后果,如视网膜出血可影响视力,脑出血可致瘫痪甚至死亡等。

1. 病因病机　出血证的病因病机大致有以下几方面:

(1)外邪侵袭,迫血妄行:外邪之中尤以火热为多见,火热太甚,迫血妄行,则导致出血。《素问·至真要大论》曰:"少阳司天,火淫所胜……咳唾血。""少阴司天,热淫所胜……民病胸中烦热……唾血、血泄。"

(2)情志所伤,气逆血乱:情志郁结,郁久化火,火热内生,伤及血分;或肝郁气滞,郁而化火,内火炽盛,迫血妄行为患。《素问·举痛论》云:"怒则气逆,甚则呕血。"乃怒之太过,肝气上逆,血随气涌之证。

(3)阴虚火旺:多因久病不愈,营阴内耗,或醉饱房劳,肾阴亏损,或忧思郁怒,五志化火,耗伤阴血等因素,致使肝肾精血亏损,水亏火旺,而发生痰中带血、尿血,甚或皮下出血等证,常伴有午后低热,盗汗颧红,咽干,舌红少苔,脉细数等症。《素问·气厥论》云:"胞移热于膀胱,则癃,溺血。"

(4)脾不统血:由于劳倦过度,耗伤正气,脾气虚弱,气不摄血,引起出血。脾不统血可引起多种慢性出血性疾患,如衄血、崩漏、紫斑等。

(5)瘀血阻络:因各种原因造成瘀血内停,瘀血阻络,迫血旁溢导致出血。

(6)正虚邪侵:由于机体正气不足,易受毒邪侵袭,由表入里,正虚邪盛,伤及营阴,累及脾肾,脾虚不能统血可引起各种出血证;肾虚髓亏,则生血不足,临床常表现为出血与贫血兼见。

2. 证候特点　出血证的临床表现非常复杂。概要言之,出血证可以出血之部位或器官而分证。如皮肤、黏膜的少量出血,在局部可形成瘀点或瘀斑;鼻黏膜出血称为鼻衄;呼吸道出血,随咳而出者称为咯血;消化道出血,随呕而出者称为呕血;肠道出血,随粪便排出者称为便血;泌尿道出血,随尿液而出者称为尿血;等等。

由于引起出血证的病因病机不同,因此出血证的临床表现也不尽相同:

外邪侵袭,多伤肺络造成咯血,兼见恶寒发热,咽痒,头痛,胸痛,舌苔薄黄,脉象浮数。

肺热壅盛,则见咯血,兼见咳痰色黄带血,咯血量多,伴有发热,胸痛,便秘溲赤,舌质红,苔黄,脉滑数。

膀胱热盛则溲血,兼见小便涩痛,舌质红,脉数。

胃中积热则呕血,兼见口渴,身热,便秘,舌苔黄燥,脉滑数。

脾不统血多见肌衄、崩漏、便血,兼见面色无华,神疲倦怠,饮食减少,舌淡,脉细弱无力。

情志所伤,多见肺、胃出血,兼见烦躁易怒,便秘溲赤,舌质红,苔黄,脉弦数。

阴虚火旺多见咯血、尿血、眼底出血,甚或周身及多脏器出血等,兼见颧红,手足心热,盗汗乏力,舌质红,少苔,脉细数。

瘀血阻络多见皮下、眼底及周身多脏器出血,兼见口唇青紫,面色晦滞,目眶黧黑,舌质紫暗或有瘀斑,脉沉涩。

热盛髓枯,血热妄行,可见壮热,口渴,咽喉疼痛,口舌糜烂,鼻衄,齿衄,皮下紫癜,瘀斑成片,甚或吐血、便血、尿血、崩漏,心悸气短,舌红而干,苔黄少津,脉洪大滑数。

阴虚火旺,热迫血行者,可见皮肤瘀点、瘀斑,色红或紫红,时轻时重,或有鼻衄,齿衄,常伴头晕,乏力,心烦,肌肤灼热或手足心热,潮热盗汗,舌质红,苔少,脉细数。

脾肾两虚,血失统摄者,可见斑疹色淡,衄血时作,腰膝酸软,形寒肢冷,四末不温,面色㿠白,精神倦怠,食少纳呆,下利清谷,小便清长,夜尿频多,下肢浮肿,舌质淡,舌体胖,舌苔白滑,脉沉弱。

3. 治法方药　根据上述证候特点,凡由火热引起的出血证,以清热止血为主;气虚不能摄血者,宜补气摄血;肝火上炎者,宜清泻肝火,凉血止血;阴虚火旺者,宜滋阴降火;瘀血阻络者,宜活血止血。

具体言之,外感风热咯血者,宜疏风清热止血,方选桑杏汤(《温病条辨》)。

燥邪犯肺咯血者,治宜清肺润燥,方选羚羊清肺丸(《中国药典》)。

肺热壅盛咯血者,治宜清肺泻火,佐以止血,方选泻白散(《小儿药证直诀》)合十灰散(《妇人大全良方》)加减。

肝火犯肺之咯血者,治宜清肝泻肺,凉血止血,方选泻白散(《小儿药证直诀》)合黛蛤散(《中国药典》)加减。

肝火犯胃之呕血,治宜清肝泻火,凉血止血,可选大黄黄连泻心汤(《伤寒论》)之类。

热毒炽盛,迫血妄行之出血,宜清热凉血,方选用犀角地黄汤(《奇效良方》)之类。

肠热便血的,选用槐花散(《普济本事方》)加减。

热在下焦尿血者,治宜滋阴降火,用小蓟饮子(《济生方》)之类。

阴虚火旺,热迫血行所致出血者,治宜滋阴降火,清热凉血,方选茜根散(《重订严氏济生方》)合玉女煎(《景岳全书》)加减。

因脾不统血或气虚不能摄血的,选用归脾汤(《正体类要》)之类。

瘀阻脉络,迫血旁溢而致出血者,方用血府逐瘀汤(《医林改错》)加减。

因脾肾两虚,血失统摄者,治宜益气健脾,温肾摄血,方选四君子汤(《太平惠民和剂局方》)合右归丸(《景岳全书》)加减。

此外,无论何种原因所造成的出血,均应在治疗病因的同时适当加用止血药;若因大量出血造成气随血脱出现休克者,可根据情况适当输血、补液等。

三、血虚证治

血虚证是指血液成分减少或血液总量低于正常水平,以至脏腑组织等得不到足够濡养所表现的全身虚弱的病理状态。明·张介宾《景岳全书·杂证谟·血证》曰:“凡血亏之处,则必随所在而各见其偏废之病。”

1. 病因病机　造成血虚证的原因,不外失血过多、生血不足和耗血过多三个方面。具体言之:

(1)失血过多:如吐血、衄血、产后失血、月经过多、外伤出血等,均可造成人体血量不足,从而表现出血虚证候。《灵枢·寒热病》曰:“身有所伤,血出多……四支懈惰不收,名曰体惰。”《灵枢·决气》曰:“血脱者,色白,夭然不泽,其脉空虚,此其候也。”乃外伤出血过多导致血虚失养所产生的证候。

(2)七情过度,暗耗阴血:主因情志抑郁,气郁化火,或思虑劳神,暗耗阴血,形成血虚。

(3)脾胃虚弱,化源不足:脾胃为后天之本,气血生化之源,若因久病影响脾胃运化功能,脾虚胃弱,水谷精微不能化生血液而致血虚。《灵枢·口问》曰:“胃不实则诸脉虚。”即脾胃虚弱,水谷运化失司,生血不足,必然导致血虚。

(4)肾虚髓亏:因先天禀赋不足,正气虚弱,正虚邪侵,伤及于肾,肾虚髓枯,生血不足则见血虚病证。

(5)瘀血阻滞:瘀血不去,则新血不生而致血虚。

(6)溶血或寄生虫感染等也可造成血虚病证。

2. 证候特点　由于心主血,肝藏血,脾统血且为气血生化之源,肾精能化血,所以血虚证与心、肝、脾、肾关系密切。其证候特点可归纳为四个方面。

一是颜面孔窍失养的证候。本证以体表肌肤、黏膜组织呈淡白色为证候要点。《灵枢·决气》曰:“血脱者,色白,夭然不泽。”指出血虚不能上荣,可见面色苍白,口唇爪甲淡白以及形体消瘦等症。

二是形体消瘦,体倦乏力,感觉障碍或拘挛麻木。《灵枢·阴阳二十五人》曰:"血气皆少则善转筋,踵下痛""血气皆少则面瘦恶色",《素问·逆调论》曰:"荣气虚则不仁"等均是血虚筋脉失濡之候。

三是神志异常。由于心主血,肝藏血,故血虚可见心悸易惊,头晕耳鸣,失眠多梦,喃喃自语等精神神志异常证候。《素问·调经论》曰:"血……不足则恐"。

四是妇女月经失调或闭经。由血虚所引起的月经病,往往经量减少,经色淡,经期错后,若病情迁延,可发展为闭经。《素问·腹中论》曰:"病名血枯,此得之年少时,有所大脱血;若醉入房中,气竭肝伤,故月事衰少不来也。"

总之,血虚证以面白无华或萎黄,口唇爪甲淡白不荣,形体消瘦,倦怠乏力,眩晕耳鸣,月经失调或闭经,舌质淡,脉细无力为主要证候特征。此外,由于病及脏腑不同,尚可兼见多种证候。如老年、产妇精血不足,大肠失润,可见便秘;脉络肌肤失养,可见肌麻皮痒等。

3. 治法方药　由于血虚证的基本病理变化是血液质量的不足,造成脏腑组织失养,故治疗血虚证当以生血补血为基本原则,临床通用的补血方剂为四物汤。

此外,治疗血虚病证还必须注意三个问题。

一是补血必先补气。《灵枢·营卫生会》曰:"血之与气,异名同类。"清·吴瑭《温病条辨·治血论》曰:"善治血者,不求之有形之血,而求之无形之气。盖阳能统阴,阴不能统阳;气能生血,血不能生气。"益气养血,宜用人参养营汤(《太平惠民和剂局方》)或十全大补汤(《太平惠民和剂局方》)气血双补;若气随血脱者,宜益气固脱,方选独参汤(《医学集成》)。

二是血虚宜健脾开胃。《灵枢·决气》曰:"中焦受气取汁,变化而赤,是谓血。"因此,治疗血虚宜健脾开胃,以资其生化之源,代表方为归脾汤(《正体类要》)。

三是血虚宜滋补肝肾。《灵枢·本神》云:"肝藏血""肾藏精"。明·张介宾《景岳全书·伤寒典(上)·补中亦能散表》曰:"阴虚者,即血虚也,血虚于里,安能化液,非补其精,汗能生乎?"肾中精气充盈,则肝得养而血得充,精与血之间存在着相互资生及转化的关系,后世有"精血同源"之说,可见血虚必须滋补肝肾,代表方用同源补血汤(炙黄芪30克、当归10克、白芍20克、熟地黄20克、枸杞子20克、炒酸枣仁15克、桑椹15克、制鱼鳔10克,水煎服)等。若因阴虚髓枯所致血虚者,治宜滋阴营络,填精补髓,方选左归丸(《景岳全书》)加减;若因阳虚髓枯所致血虚者,治宜补肾荣络,填精补髓,方选保元汤(《观聚方要补》)合右归丸(《景岳全书》)加减;若因肾虚血瘀,新血不生所致者,治宜化瘀通络,补髓生血,方选七宝美髯丹(《本草纲目》)合桃红四物汤(《医垒元戎》)加减。

四、血瘀证治

凡血液运行不畅或血液凝固性增高所造成的血液在脉络中运行不畅,瘀积于脉络、脏腑之内,或溢于脉络之外、组织之间,未能及时排出或消散的病理状态称为血瘀。血瘀既是疾病过程中形成的病理产物,又是某些疾病的致病因素,由血瘀所引起的各种临床病证统称为血瘀证。

血瘀证在脏腑、脉络、筋骨、肌肤等各种疾病中均可出现,病变范围非常广泛。其中主要包括西医学静脉性充血以及因血流缓慢、涡流形成或血液凝固性增高所造成的血栓性病变等。动脉性充血已经在充血病证中讨论。部分具有典型脉络病证特征的血栓形成性疾病将在脉络病证中讨论。当然上述各种病变有时可以同时存在,只是在不同疾病的某一阶段所表现的程度不同而已。

瘀血对机体的影响取决于发生原因、瘀阻部位及机体的代偿功能(主要是指侧支循环能否及时建立等)。如果引起瘀血的原因能及时解除,或增强代偿功能,瘀血状态可能缓解或消除,组织功能可逐渐恢复正常。若瘀血状态持续存在,由于血流不畅,组织、细胞,包括血管壁本身受缺氧和代谢产物堆积的影响,可引起局部水肿、出血,实质细胞发生程度不等的萎缩、变性,甚至坏死造成严重后果。

1. 病因病机　造成血瘀证的原因比较复杂,无论外感、内伤或外伤都可致血瘀为患。

(1)寒凝致瘀:寒主收引,寒邪侵入血脉,可致血凝为瘀。《素问·举痛论》曰:"寒则气收。"《灵枢·痈疽》则曰:"寒邪客于经络之中,则血泣,血泣则不通。"《素问·调经论》曰:"寒独留,则血凝泣,凝则脉不通。"以上论述说明寒邪侵入血脉,可致血凝为瘀。

(2)热炼血瘀:东汉·张仲景《伤寒论·太阳病脉证并治》曰:"太阳病不解,热结膀胱,其人如狂,血自下,下者愈……外解已,但少腹急结者,乃可攻之,宜桃核承气汤。"清代医家王清任《医林改错·膈下逐瘀汤所治症目·积块》则云:"血受热,则煎熬成块"等,都是热炼血瘀的明证。

(3)气虚血瘀:气为血帅,气行则血行,若气虚运血无力,可致血行迟缓为瘀。《灵枢·经脉》云:"手少阴气绝,则脉不通,脉不通则血不流,血不流……血先死",《素问·痹论》谓:"病久入深,荣卫之行涩"等,均是气虚致瘀的明训。清代医家王清任在《医林改错·论抽风不是风》中提出"元气既虚,必不能达于血管,血管无气,必停留而瘀。"可谓气虚血瘀的经典之论。

(4)气滞血瘀:情志不遂,气机郁滞,血行不畅,日久不解,使血滞成瘀。《灵枢·百病始生》曰:"内伤于忧怒,则气上逆……凝血蕴里而不散。"即是由气机不畅发展为血瘀的病证。

(5)外伤亦是导致血瘀的常见原因:《灵枢·贼风》曰:"若有所堕坠,恶血在内而不去。"《素问·调经论》曰:"孙络水溢,则经有留血。"以上论述则是因外伤致络破血溢成瘀的明证。

2. 病理生理 瘀血组织或器官体积增大,颜色呈紫红色或暗红色。如在皮肤及黏膜等表浅部位,还可发现紫绀和温度降低,这是由于静脉充血时,小静脉及毛细血管扩张,血流变慢,血液氧含量减少,去氧血红蛋白增多及局部血流瘀滞,毛细血管扩张,使得散热增加之故。镜下见小静脉、毛细血管扩张充满血液,有时伴有水肿。

3. 证候特点 血瘀证的临床表现,因病因、病机、病位的不同而各异,但其共同的特征可概括为以下几点:

(1)疼痛:血瘀则气血不通,不通则痛。疼痛多为刺痛,痛处固定不移,按之则疼痛加剧,夜间痛甚,这是瘀血阻络,气血运行不畅,不通则痛的病理反应。

(2)肿块:形成肿块的原因有很多,但以血瘀为多见。血瘀所致肿块按之不移,质地坚硬,病程一般较长,且常与疼痛、舌紫等症共见。若因外伤所致,外伤肌肤局部可见青紫肿胀。

(3)紫绀与失荣:面色黧黑,肌肤颜色紫暗,甚或肌肤甲错,口唇爪甲青紫。

(4)月经失调或闭经:常伴有血块和少腹胀痛拒按。

(5)出血:瘀血阻滞脉络,血流壅塞不通,致血溢脉外,可引起出血,血色多呈紫暗色,并伴有血块。

(6)舌质紫暗,脉细涩:瘀血阻滞脉络,气血运行滞涩不畅,失其流利之象,故见舌质紫暗,脉细涩。

4. 治法方药 由于血瘀证系全身性血液运行不畅,或局部血运停滞的病理反应,故其治疗原则应是活血化瘀。但是由于引起血瘀证的病因、病机、病

位和轻重程度不同,又有多种不同的治疗方法:

气滞血瘀证,治宜行气活血化瘀,方选逍遥散(《太平惠民和剂局方》)加丹参、红花、郁金或选二核妇炎汤①等。

气虚血瘀证,治宜补气活血化瘀,方选补阳还五汤(《医林改错》)加减。

寒凝血瘀证,治宜温经活血化瘀,方选温经汤(《妇人大全良方》)、黄芪桂枝五物汤(《金匮要略》)之类。

热壅血瘀证,治宜凉血活血化瘀,方选血府逐瘀汤(《医林改错》)、大黄牡丹汤(《金匮要略》)、丹桃妇炎汤②等。

对瘀血阻滞所造成的闭经等病证,治宜破血逐瘀,可选用大黄䗪虫丸(《金匮要略》)、抵当汤(《伤寒论》)之类。

若因瘀血造成出血者,由于瘀血不去,血不循经,出血不易停止,故不宜单纯使用止血药,可采用化瘀止血法,方选失笑散(《太平惠民和剂局方》)等。

五、血毒证治

毒是泛指对机体生理功能产生不良影响的物质,包括外来之毒和内生之毒。外来之毒是指自然界存在的生物、物理、化学性致病物质等;内生之毒是指机体在新陈代谢过程中产生的废弃物质,不能及时排出体外,堆积、停滞在一定部位所滋生的毒邪。现代医学研究证实,人的血液中含有大量自由基、化学残留物、重金属粒子、血锈等毒素和脂肪颗粒等废物,这些毒素、废物和杂质、内源性垃圾等总称为血毒。本书所言血毒系指外来之邪毒侵入、蕴结脉络之中,或脏腑功能失调,或气血运行失常,使体内的生理或病理产物不能及时排出体外,蕴积于脉络之中,造成脏腑组织功能失调,甚或败坏形体的一切物质。血毒蕴结在脉络之中,对机体可产生众多危害,因此有"病从毒起,变由毒生"之说。

1. 病因病机　外感六淫、内伤七情、饮食不节、不良环境及内分泌和代谢功能失调皆可损伤人体,造成机体多种组织、器官的结构异常和功能障碍,从而表现出一系列的血毒证候。

---

① 二核妇炎汤(宋福印经验方):三棱 15 克、莪术 15 克、延胡索 15 克、桃仁 10 克、香附 10 克、橘核 15 克、荔枝核 15 克、穿山甲 6 克、甘草 10 克,水煎服。

② 丹桃妇炎汤(宋福印经验方):金银花 20 克、蒲公英 30 克、地丁 30 克、紫草 10 克、延胡索 15 克、赤芍 15 克、牡丹皮 15 克、桃仁 10 克、红藤 10 克、败酱草 30 克、苦参 15 克、石菖蒲 10 克、益母草 15 克、椿皮 15 克,水煎服。

（1）风邪外客,先犯肌表,而后入里化热,热炽生毒,热毒壅盛,留滞肌肤、脉络,气血凝结,酿成疮疡疔疖诸证。

（2）寒邪外袭,一则从阳入里化热,热化为火,火化为毒,火毒炽盛,形成血毒证;二则从阴入内,蕴伏不散,酿成寒毒,邪毒损伤筋骨、肌肉和血脉,则发为流注、阴疽等病证。

（3）暑邪侵袭,善从火化,火毒内炽,津液被劫,阴虚不能制阳,内外火热充斥,则见神昏谵语,惊厥,抽搐,角弓反张,呕吐泻泄等血毒之象。

（4）湿邪外感,失于宣散,入里化热,蕴结肠道,酿成痢疾等湿热血毒证。

（5）燥邪外犯,消烁阴液,从而表现出以孔窍干燥为特征的血毒证。

（6）情志不遂,气机不畅,气血运行不利,脉络受阻,三焦水道不利,气化失常,造成机体在代谢过程中产生的各种代谢产物不能及时排出体外,导致血毒内生诸证。

（7）过食辛辣刺激食品,或偏嗜五味,非但可以造成机体缺乏某些营养物质,而且可使气血失和,酿成血毒之证。《素问·五藏生成》曰:"多食咸,则脉凝泣而色变;多食苦,则皮槁而毛拔;多食辛,则筋急而爪枯;多食酸,则肉胝胸而唇揭;多食甘,则骨痛而发落。"《黄帝内经》虽然没有明确提出五味化毒的概念,但实际上五味之所以致病,皆因其多食化毒使然。此外《素问·生气通天论》还提出:"高粱之变,足生大丁。"说明过食肥甘厚味,可致气血壅滞,酿成邪毒,从而发生疔疮等病证。

（8）正常人体所需的生理物质,由于各种原因造成该物质在血液中的含量超出其生理需要量,也可转化为致病物质形成血毒证,如血糖升高、血脂升高、血肌酐升高、血尿素氮升高等。

总之,毒是一类致病物质的总称,但是这种致病物质又可分为两类:一类被称为病因性毒邪(外毒),是指由外界直接侵袭而来,如生物、物理、化学性致病物质等;另一类被称为病理性邪毒(内毒),是指由脏腑功能紊乱,阴阳气血失调,造成人体所需的生理物质偏盛、偏衰或瘀积在非生理部位所产生之邪毒,如七情化毒、饮食致毒,还有尿毒、糖毒等。

2. 病机特点 血毒证的病理变化非常复杂,归纳起来主要有以下几个特点:

（1）从阳化热,从阴化寒:血毒其性多变,常因季节之冷热、禀赋之虚实,感邪之后,有从寒化,有从热化者。从阳化热则伤阴,从阴化寒则伤阳,临床观察结果表明,血毒从阳化热者较多,有明显的兼火兼热特征。

（2）易伤阴耗气：血毒既能伤津劫液，又能损伤元气，故《素问·阴阳应象大论》曰："壮火食气。"若外邪入里，蕴热化毒，必然消灼津液，损伤元气，致气阴两伤，临床除发热证候外，常见口渴喜饮，咽干舌燥，小便短少，大便秘结，自汗盗汗，舌质光红少苔，脉细数。

（3）壅阻气机，动血腐肉：不论是外来毒邪或内生血毒均易侵脉袭络，既腐脉与络，又伤血与气，既可从阳化火，迫血外溢，造成出血证；又可从阴化寒，与血互结，发为阴疽恶疮等。毒邪不但能伤津耗气，亦常壅阻气机，致气血凝滞不畅，阻塞不通，热胜肉腐，腐肉为脓，造成痈疡等。

（4）毒性秽浊：指血毒致病其分泌物、排泄物多有异味，受血毒损害的脏腑组织易发生痈疡坏疽等。

（5）易夹瘀夹痰：毒为有形之物，不仅独行于血脉之中，又善入津液聚集之处。因络脉细小，是津血渗化之所，具有渗濡灌注及气血运行缓慢的特点，这就决定了血毒易于在此瘀滞而渗化失常，使津血凝聚，痰浊、血瘀胶着，阻塞脉络，这也是血毒损伤脉络，缠绵难愈的重要病因病机之一。

（6）病久入络：血毒致病易伤津耗气，从阳化热。一方面造成气阴两虚，气虚不能载津上行，津亏无以荣养脉络，则见脉络病证。另一方面血毒煎炼，不仅可以直接损伤脉络，还可使血液黏稠，瘀阻脉络，从而表现出毒损脉络的病理特征。

（7）血毒损伤部位有特异性：血毒致病，毒力有强弱之分，侵入途径有内外上下之别，损伤部位有脏腑脉络的特异性。由于血毒蕴藏在脉络之中，脏腑组织又以气血为本，因此血毒致病往往以损伤心、脑、肾、眼底、脉络等重要脏腑组织为致病特点。

3. 证候特点　无论何种血毒，只要蕴积体内不能及时排出，必然会引起多种组织器官的结构异常及功能障碍，从而表现出一系列的血毒证候，但是不同性质的血毒，其临床表现差别很大，归纳起来主要有以下几个共同特点：

（1）发病急骤：血毒致病大多发病急骤，临床表现多呈进行性加重，如非典型性肺炎等。

（2）传变迅速：血毒不同于一般病邪，危害较大，传变迅速，一旦侵入机体即损伤正气，破坏机体防御能力，促使病情恶化，或并发其他疾病，产生不良后果，因此有"变由毒生"之说。

（3）具有一定的传染性：部分血毒致病具有一定的传染性，如流感病毒引起的流感，腮腺病毒引起的腮腺炎等。

（4）证情危重,缠绵难愈:凡是由血毒所致疾病,多数病情较重,而且缠绵难愈。一般认为血毒致病的顽固性与血毒固有的特性有关,此外尚有一些反复发作难以根治的疾病多与血毒内伏有密切关系,如慢性乙型肝炎、糖尿病、尿毒症等。

（5）血液检测指标异常:如白细胞总数升高或降低、血脂升高、转氨酶升高、血肌酐升高、血糖升高等。

4. 治法方药　由于血毒证的病因病机非常复杂,临床表现千差万别,因此很难列举几个通治血毒证的方剂。但是,治疗血毒病证的方法应该从两个方面考虑:一是针对血毒的性质,采用不同性质的药物直接杀灭或清除之;二是通过增强和调节机体自身的抗毒功能达到解毒的目的,具体的方法可归纳为三种。

（1）泄毒法:泄毒法主要是根据血毒的性质,顺应病情发展的趋势和脏腑气机升降的功能,促使血毒由与外界相通的口鼻、毛孔、大肠、尿道等器官排泄而出的方法。因此,泄毒法须根据血毒侵入的途径、病变部位、病变趋势,结合脏腑脉络的功能特点而采取开泄腠理、宣通气血、通导大便、排泄小便等方法,为血毒外泄打开通道以泄毒于外。此治法适用于正气不衰,血毒有外泄之机的证候,如风寒血毒证,可以辛温泄毒为主要治法,方选麻黄汤（《伤寒论》）、荆防败毒散（《摄生众妙方》）等;风热血毒证,可以辛凉泄毒为主要治法,方选银翘散（《温病条辨》）、桑菊饮（《温病条辨》）等;外感暑湿血毒证,可以芳香化湿解毒为主要方法,方选新加香薷饮（《温病条辨》）、藿朴夏苓汤（《医原》）等;若因水道不利,气化失常,造成机体各种代谢产物不能及时排出体外者,可用利尿泄毒法,使血毒从小便排出,方选导赤散（《小儿药证直诀》）、八正散（《太平惠民和剂局方》）、小蓟饮子（《济生方》）等;若因积滞内存,导致毒从内生者,可用通便泄毒法,使血毒从大便排出,方选大承气汤（《伤寒论》）、调胃承气汤（《奇效良方》）、凉膈散（《太平惠民和剂局方》）等。

（2）化毒法:化毒法是针对血毒的性质和致病特点,分别采用不同性质的药物,抑制或消除血毒致病作用的治法,古人称之为"消毒"或"败毒"。血毒多具有火热和秽浊的特性,这是毒邪致病的根本所在,用药物抑制或消除这种特性就可以达到解毒目的。因此顿挫邪热,化浊逐秽,则成为化毒法的主要措施,方如犀角地黄汤（《外台秘要》）、清营汤（《温病条辨》）、黄连解毒汤（《外台秘要》）、五味消毒饮（《医宗金鉴》）、白头翁汤（《伤寒论》）、大黄牡丹汤（《金匮要略》）等;若因寒毒致病者,则应采用温阳化毒法,代表方阳和汤（《外

45

科全生集》)等。

(3)抗毒法:抗毒法是通过扶助正气,提高人体自身解毒功能,以抵抗血毒对人体损伤作用的治法,主要用于正气虚弱,化毒排毒无力的病情阶段。因血毒致病每伤气阴,元气与阴精是机体抗毒的物质基础,气阴亏损,正气衰弱,抵抗血毒之力随之减弱,对化毒排毒药物适应性降低,所以血毒致病后期,气阴亏虚之时单纯用泄毒法或化毒法很难达到解毒目的,有时甚至造成新的伤害。正确的治疗方法是,根据患者体质特点,以益气养阴或温阳之品扶助正气,增强机体自身的抗毒能力,从而达到扶正与解毒的双重目的,如益气抗毒法之人参败毒散(《太平惠民和剂局方》);滋阴抗毒法之加减葳蕤汤(《重订通俗伤寒论》)等。

泄毒、化毒和抗毒是治疗血毒证的三个重要法则,泄毒和化毒须借正气之力,有些方药还须兼有扶正作用。抗毒方药中有些药物亦有泄毒或化毒的功能,因此三者即有区别又有联系,临证时需将三者有机结合起来,当毒邪炽盛,正气未伤或伤之不甚时,应以泄毒、化毒为主;当正气虚弱时,应以抗毒为主。

第四章

精 病 证 治

第一节　精的基本概念

一、精的基本概念

在中医学领域,精指构成人体和维持人体生命活动的精微物质。包括生殖之精、血、津、液、髓和从水谷中摄取的营养物质等。根据精的来源,有先天之精和后天之精的区别。先天之精是禀受于父母,在形体未形成之前就已经存在的。《灵枢·经脉》曰:"人始生,先成精,精成而脑髓生。"先天之精在人出生之后,仍不断气化,产生元气,推动脏腑的生理活动。先天之精依赖后天之精滋养与补充,才能充分发挥其生理功能。后天之精是来源于人体摄入的饮食物,通过脾胃消化吸收而生成的水谷精微。它充养形体血脉,促进生长发育,并使先天之精保持生殖功能。所以,非先天之精无以立形体之基,非后天之精无以成形体之壮,先天之精与后天之精是相互依存、相互为用的关系。

二、精的哲学含义

在中国古代哲学领域,精是存在于宇宙中运行不息而含有巨大能量无形可见的精微物质,是构成宇宙万物的共同本原,也是推动宇宙万物发生发展与变化的动力。精的运动不息维系着宇宙的变化。

根据诸子百家论述,精的哲学含义主要有以下几种:

1. 精是构成宇宙万物的基本物质　精是宇宙万物生成的共同物质基础,宇宙万物都是由精凝聚而生成的。如《易传·系辞上》说:"精气为物,游魂为变。"《管子·内业》说:"凡物之精,此则为生。下生五谷,上为列星。"意指天上的列星,地上的五谷,都是由精构成的。《吕氏春秋·尽数》说:"精气之集也,必有人也。集于羽鸟,与为飞扬;集于走兽,与为流行;集于珠玉,与为精朗;集于树木,与为茂长;集于圣人,与为复明。"指出宇宙万物和人的精神智慧,都是由精气集聚而生成的。

2. 精是存在于宇宙中运行不息的精微物质　精存在于宇宙之中,运行不息,极精极微,虽然是无形可见的,但仍是物质的。如《易传·系辞上》说:"精气为物,游魂为变,是故鬼神之情状。"指出精气是存在于宇宙之中的如游魂般无形可见的极细微物质,是宇宙万物的构成本原。

3. 精是指气的一部分或者说是气的一种表现形式　精是气中的精华部分,是构成人形体和精神的本原。如《淮南子·精神训》说:"烦气为虫,精气为人。"《管子·内业》曰:"精也者,气之精者也。"《管子·心术下》说:"一气能变曰精。"

三、精的医学含义

精在中医学领域,主要有以下几种含义。

1. 泛指构成人体和维持生命活动的基本物质　包括人体之津、液、血、脑、髓等,又称广义之精。《灵枢·本神》指出:"生之来谓之精"。《灵枢·决气》谓:"常先身生,是谓精。"《灵枢·经脉》曰:"人始生,先成精,精成而脑髓生。"《素问·金匮真言论》曰:"夫精者,身之本也。"清·王清任《医林改错·脑髓说》则谓:"精汁之清者,化而为髓,由脊骨上行入脑,名曰脑髓。"可见王清任已明确将脑髓纳入精的范畴。

2. 指生殖之精,即先天之精　此乃精的本始意义,又称狭义之精。系禀受于父母,与生俱来,为生育繁殖,构成人体的原始物质。《灵枢·决气》曰:"两神相搏,合而成形,常先身生,是谓精。"生殖之精包括男性之精液及女性之卵子。如《素问·上古天真论》曰:"女子七岁,肾气盛,齿更发长。二七而天癸至,任脉通,太冲脉盛,月事以时下,故有子。""丈夫八岁,肾气实,发长齿更;二八肾气盛,天癸至,精气溢泻,阴阳和,故能有子。"

3. 指水谷精微　指饮食物经过消化吸收而化生的营养物质,它是人体生长发育、维持生命活动的物质基础。由于来源于饮食水谷,禀受于后天,又称后天之精。《素问·痹论》谓:"荣者,水谷之精气也,和调于五藏,洒陈于六府,乃能入于脉也。"《素问·经脉别论》曰:"食气入胃,散精于肝,淫气于筋。"《灵枢·五味》谓:"谷始入于胃,其精微者,先出于胃之两焦,以溉五藏。"《素问·经脉别论》曰:"饮入于胃,游溢精气,上输于脾,脾气散精,上归于肺,通调水道,下输膀胱,水精四布,五经并行。"

4. 精、血、津、液的统称 清代·周学海《读书随笔·气血精神论》曰:"精有四:曰精也,曰血也,曰津也,曰液也。""精之以精、血、精、液,列为四者,何也? 本神曰:五脏主藏精者也,故统谓之精。夫血者,水谷之精微。""精者,血之精微所成,生气之所依也。""髓与脑,皆精之类也。""四者之在人身也,血为最多,精为最重,而津之用为最大也。"

5. 特指精神 《素问·上古天真论》曰:"真气从之,精神内守,病安从来。"

6. 指人体正气 《素问·通评虚实论》曰:"邪气盛则实,精气夺则虚。"明代·张介宾《类经·疾病类·邪盛则实精夺则虚》曰:"邪气有微甚,故邪盛则实;正气有强弱,故精夺则虚。"

总之,在中医学气血精神学说中,精是一种有形的、多呈液态的精微物质。其基本含义有广义和狭义之分。广义的精,泛指构成人体和维持人体生命活动的精微物质,包括精、血、津、液、髓在内。狭义的精,指肾藏之精,即生殖之精,是孕育生命,促进人体生长、发育和生殖功能的基本物质。

第二节 精 的 生 成

人之精根源于先天而充养于后天,明·张介宾《景岳全书·杂证谟·脾胃》曰:"人之始生,本乎精血之原。人之既生,由乎水谷之养。非精血无以立形体之基;非水谷无以成形体之壮。"从精的来源言,则有先天与后天之分。

一、先天之精

先天之精禀受于父母,是构成胚胎的原始物质。古人通过对生殖繁衍过程的观察和体验,认识到男女生殖之精的结合则能产生新的生命。《灵枢·本神》谓:"生之来谓之精"。《灵枢·决气》曰:"两神相搏,合而成形,常先身生,是谓精。"《灵枢·经脉》曰:"人始生,先成精。"这种由父母遗传的与生俱来的生命物质,即称为先天之精。

二、后天之精

后天之精来源于水谷。它的生成、输布和排泄,是涉及多个脏腑的系列复杂生理过程。《素问·经脉别论》曰:"饮入于胃,游溢精气,上输于脾,脾气散精,上归于肺,通调水道,下输膀胱,水精四布,五经并行。"是对后天之精生成、吸收、代谢过程的简要、经典概括。

人体在摄入水谷饮食之后首先入胃,胃为水谷之海,主受纳腐熟摄入的水谷。小肠主液,泌别清浊,小肠在接受、吸收从胃传入的饮食物之后,将其中大部分营养物质和水分上输于脾。脾主运化,赖脾气之升清,将胃肠吸收的水谷之精微上输于心肺,而后输布全身,发挥精的营养作用,这就是后天之精的形成过程。清代·周学海《读医随笔·燥湿同形同病》曰:"水之入胃,其精微洒陈于脏腑经脉,而为津液,其渣滓下出于膀胱,而为小便。"后天之精的生成主要取决于以下两方面的因素:其一是充足的水谷食物,这是生成后天之精的物质基础;其二是脏腑功能正常。后天之精的生成是在脾的主导下,由胃、小肠、大肠参与而共同完成的,但与其他脏腑也不无关系。其中任何一方面因素的异常,均可导致后天之精生成不足,引发精虚病证。后天之精在供给脏腑生理活动的同时,还将一部分精微物质输送到肾中加以贮藏,以充养肾所藏的先天之精。正如《素问·上古天真论》所说:"肾者主水,受五脏六腑之精而藏之,故五脏盛,乃能泻。"

第三节　精的生理功能

精是构成人体和维持人体生命活动的有形精微物质,具有繁衍生命、促进生长发育、生髓化血、濡养脏腑、化气生神等作用。

一、繁衍生命

生殖之精与生俱来,为生命起源的原始物质,具有生殖以繁衍后代的作用。男女媾精,繁衍后代;俟至老年,精气衰微,则丧失生殖繁衍能力。由此可见,精是繁衍后代的物质基础,肾精充足,则生殖能力强;肾精不足,就会影响生殖能力。故补肾填精是临床上治疗不育、不孕等生殖功能减弱的重要方法。

二、促进生长发育

人体生长发育过程,都是以精为其主要物质基础。在胚胎至胎儿生长成熟时期,精既是构成形体各组织器官的主要物质基础,又是促进胎儿生长发育的重要物质。《灵枢·经脉》谓:"人始生,先成精,精成而脑髓生。骨为干,脉为营,筋为刚,肉为墙,皮肤坚而毛发长。"可见人的脑、髓、骨、脉、筋、肉、皮肤、毛发等皆由肾精生成。人出生之后,随着肾精的不断充盛,人体不断生长发育直至成熟,然后随着肾精的不断衰少,人体不断衰老。因此,随着人体之精由盛到衰的变化,呈现出生、长、壮、老、已的生命规律。若肾精充盛,则人体生长发育正常;若肾精不足,则出现生长发育迟缓或者早衰。

三、生髓

髓有脑髓、脊髓、骨髓之分,三者均由肾精所化。《灵枢·经脉》中指出:"人始生,先成精,精成而脑髓生。"故肾精充盈,则髓之化生有源而充满。一方面脑髓得到精的滋养,则元神功能得以正常发挥,表现出意识清楚,思维灵敏,语言清晰等;另一方面骨髓得到精的滋养,则骨骼健壮,运动灵活有力。由于齿为骨之余,也依赖肾精所生之髓的充养,故肾精充足则牙齿坚固而有光泽。若肾精亏虚,不能生髓,髓海不足,则头昏神疲,智力减退;骨骼失养,则骨软无力,牙齿松动脱落。

四、化血

精可以转化为血,是血液生成的来源之一。一方面水谷之精通过心肺的气化作用而化生为血液。清·张璐《张氏医通·诸血门》说:"精不泄,归精于肝而化清血。"因而肾精充盈,则肝有所养,血有所充。故精足则血旺,精亏则血虚。另一方面,精生髓,髓可以化生血液,精足则血旺,精亏则血虚,故有"精血同源"之说。《灵枢·痈疽》曰:"中焦出气如露,上注溪谷,而渗孙脉,津液和调,变化而赤为血。"明·张介宾《景岳全书·杂证谟·血证》谓:"人之初生,必从精始。""血即精之属也。但精藏于肾,所蕴不多,而血富于冲,所至皆是。"

五、濡养脏腑

精以水为主体,具有很强的营养、滋润作用。人体内而脏腑筋骨,外而皮肤毫毛,莫不赖精以濡养。分布于体表的精,能滋润皮肤,温养肌肉,使肌肉丰润,毛发光泽;体内的精能滋养脏腑,维持各脏腑的正常功能;注入孔窍的精,使口、眼、鼻等九窍滋润;流入关节的精,能温利关节;渗入髓内之精,能充养骨髓和脑髓。先天之精与后天之精充盛,则全身脏腑组织官窍得到精的充养,各种生理功能得以正常发挥。若先天禀赋不足,或后天之精化生不足,脏腑之精亏虚失去濡养作用,脏腑组织官窍得不到精的濡养和支持,其功能则不能正常发挥甚至衰败。

六、化气

精维持生命活动的形式之一，就是精与气的转化过程。《素问·阴阳应象大论》说："精化为气"。先天之精可以化生先天之气，即元气。后天之精可以化生为水谷之精气，再加上肺吸入的自然界清气，融合而成一身之气。气不断地推动、调节和控制着人体的新陈代谢，维系着生命活动。精能化气，具有保卫机体，抵御外邪入侵的作用。《素问·金匮真言论》说："夫精者，身之本也。故藏于精者，春不病温。"可见精足则正气旺盛，抗病力强，不易受病邪侵袭。

七、生神

精能生神是指精是神志活动的重要物质基础。不论是人体整体生命活动的广义之神，还是人体心理、情志活动的狭义之神，其产生都离不开精这一生命活动的基本物质。《灵枢·平人绝谷》指出："神者，水谷之精气也。"《素问·刺法论》曰："精气不散，神守不分。"因此，只有积精才能全神，这是生命存在的根本保证。反之，精亏则神疲，精亡则神散，生命活动就终结。

第四节　精病辨证

精病辨证是根据精的生理功能、病理特点，分析辨识其所反映的不同证候，用以指导临床诊断和防治，本书深入、系统讨论如下：

一、精虚证治

精虚证，是指由于各种原因引起人体之精生成不足或者消耗、丢失过多所引发的临床病证。《素问·金匮真言论》曰："夫精者，生之本也。"人的生、长、壮、老与精的关系十分密切。人体之精亏虚，往往会有损"天命"。明·张介宾《类经·疾病类·不得卧》谓："五脏主藏精者也，脏有所伤则精有所失，精有所失则神有不安，故必使精复神安，则卧亦安矣。"

引起精虚的原因很多，临床证候也非常复杂。明·张介宾《景岳全书·杂证谟·虚损》曰："凡虚损之由，具道如前，无非酒色、劳倦、七情、饮食所致。故或先伤其气，气伤必及于精；或先伤其精，精伤必及于气。但精气在人，无非谓之阴分。"本书仅以脏腑为纲将临床常见的肺精亏虚证治、心精亏虚证治、脾精亏虚证治、肝精亏虚证治、肾精亏虚证治、脑髓亏虚证治、胆精亏虚证治分别讨论如下：

（一）肺精亏虚证治

肺精亏虚证，是指由于各种原因导致肺精生成不足或者损耗过多，影响肺精化生和濡养功能，引发肺本脏及肺经循行部位等发生功能障碍所表现出的临床病证。肺精不足不但本脏不得濡养，呼吸运动失常，而且大肠、皮肤、毛发、鼻喉亦失其濡养而见肠燥便秘、皮肤粗糙、毛发枯槁稀疏或声音嘶哑等异常表现。

1. 病因病机 肺为娇脏，主治节，外合皮毛，易寒易热。若感受外邪，导致肺精亏虚，可见恶寒发热，头痛鼻塞，干咳少痰，咽喉疼痛等；由于脾胃虚弱，母病及子，导致肺精亏虚，可见食少纳呆，腹胀便秘，形体消瘦等；或因火伤肺络，精亏火旺，可见咳嗽咯血，潮热颧红等；明·张介宾《景岳全书·杂证谟·咳嗽》曰："盖干咳嗽者，以肺中津液不足，枯涸而然，此明系内伤亏损，肺肾不交，气不生精，精不化气，所以干涩如此。"由于肺主气而司呼吸，有输布精微至全身，通调水道的作用，若肺气虚不能通调水道、布散精气可致周身肌肤失养等病证。

2. 证候特点 形体消瘦，或见四肢痿弱无力，渐致痿废不用，皮肤干燥、粗糙，毛发枯槁稀疏，声音嘶哑，或伴有发热咳嗽，鼻干咽燥，心烦口渴，大便秘结，小便短赤，舌质淡红少津，脉细弱。

3. 治法 生精润肺。

4. 方药 生精润肺饮①。

（二）心精亏虚证治

心精亏虚证，是指由于各种原因导致心精生成不足或者损耗过多，影响其濡养、化生及敷布，引起心本脏及其相关脏腑的病证。

1. 病因病机 先天禀赋不足，心精亏虚，筋脉失养可见肌肤疼痛、偏枯或麻木不仁等病证；心主神明，过于悲忧、长久思虑则伤脾，精血化源不足，或者情志抑郁，气郁化火，或思虑劳神，暗耗精血，均可以造成心神失养，见心悸怔忡、失眠多梦等证。

2. 证候特点 心悸怔忡，失眠多梦，胆怯易惊，或精神恍惚，肌肤疼痛，偏

---

① 生精润肺饮（宋福印经验方）：生黄芪 30 克、北沙参 20 克、玄参 15 克、龟甲 20 克、麦冬 15 克、百合 20 克、陈皮 10 克、甘草 10 克，水煎服。

枯或麻木不仁,舌质淡少津,脉细弱。

3. 治法　益气生精,养心安神。

4. 方药　四物安神汤(《寿世保元》)加减。

(三) 脾精亏虚证治

《素问·厥论》曰:"脾主为胃行其津液者也"。其中脾精之浓重者化营化血,轻清者化卫化气,故又有"脾为后天之本,气血生化之源"的说法。

1. 病因病机　饮食不节、劳倦所伤、六淫所伤、他脏影响,过食辛辣、膏粱厚味、饮酒过多等,均可致阴阳失调,燥热偏盛,火从内化,损伤脾精;诸虚劳损,皆可化生虚火,耗伤脾精;暑湿燥火最易伤及脾精,风寒之邪入里化热,亦可劫伤脾精;用药偏于刚燥或滥用大辛大热之剂,或妄吐妄汗,或误下亡阴,皆可致脾精受劫,燥热内生。

2. 证候特点　四肢软弱无力,渐致缓纵不收,肌肉枯萎瘦削,形体消瘦,尤以四肢瘦削为著,齿浮发落,面黄消瘦,头晕目眩,舌淡苔白,脉虚弱。

3. 治法　健脾生精。

4. 方药　人参养荣汤(《三因极一病证方论》)加减。

(四) 肝精亏虚证治

肝精主要以与肝血相融合的形式存于肝内。肝所藏之血称为肝血。肝精、肝血是肝功能活动的物质基础,又是化生胆汁的本原。肝精化泪以濡目,目受肝精、肝血的濡养而能视。肝精、肝血濡养筋、爪,筋、爪得滋养而能耐劳,故《素问·六节藏象论》曰:"肝者,罢极之本,魂之居也。"魂与怒亦由肝精、肝血所化生和涵养,魂得其濡养而舍于肝,怒得其濡养则涵敛而不妄发。肝精亏虚多与肝失疏泄、肝血亏虚有关。

1. 病因病机　《素问·灵兰秘典论》曰:"肝者,将军之官,谋虑出焉。"肝性主动主升,为刚脏,以精血为体,以气为用,故肝体阴而用阳。肝性疏泄、喜条达,惟疏泄有度,则肝气不郁。肝的疏泄功能是与肝体密切相关的,肝精充沛则肝体不燥。肝精亏虚,失于濡养,导致精血不能上荣头面,则头晕面白;肝开窍于目,目失所养,则两目干涩,视物模糊;肝在体为筋,爪甲为筋之余,筋失所养,则肢麻震颤,爪甲不荣。《灵枢·口问》说:"液者,所以灌精濡空窍者也,故上液之道开则泣,泣不止则液竭;液竭则精不灌,精不灌则目无所见矣,故命曰夺精。"

除肝本脏病变外,肝精不足常与肾精不足合病,清·叶桂《临证指南医案·肝风》谓:"肝为风木之脏,因有相火内寄,体阴用阳,其性刚,主动主升,全赖肾水以涵之,血液以濡之。"肾为肝之母,肝精不足,累及肾精,则水不涵木,肝肾精血俱亏可见面色晦暗,记忆力减退,须发早白,肌肤甲错,胁肋刺痛等。因此有"肝肾同源"之说。元·朱震亨《丹溪心法·耳聋七十五》曰:"肾通乎耳,所主者精。精气调和,肾气充足,则耳闻而聪。若劳伤气血,风邪袭虚,使精脱肾惫,则耳转而聋。"

2. 证候特点　头晕耳鸣,目眩无光,眼睛干涩,腰脊酸软,四肢麻木,甚则肌肉瘦削无力,皮肤松弛,易起皱褶,表面干燥有轻度脱屑,中年女性易现雀斑或月经不调,舌体瘦干少津,脉沉细弱。

3. 治法　养肝益精,强筋壮骨。

4. 方药　鹿角胶丸(《医学正传》)加减。

(五)肾精亏虚证治

肾精由禀受于父母的先天之精,加之部分水谷之精的充养而生成。肾藏的部分先天之精在后天水谷之精的资养下合化为生殖之精藏于肾,而为胚胎之本、生命之原。故《素问·上古天真论》曰:"肾者主水,受五脏六腑之精而藏之,故五脏盛乃能泻。"明·李中梓《医宗必读·医论图说》称"先天之本在肾"。肾精的盛衰决定着人体的生长发育与生殖功能。肾精化髓、充骨、养齿,肾精充足则骨骼强壮,牙齿完坚。肾精化髓通脑,脑为髓之海,肾精充盛则脑髓充满,精力、思维敏捷。《素问·灵兰秘典论》曰:"肾者,作强之官,伎巧出焉。"

1. 病因病机　肾藏精,主生殖,为生长发育之本。肾精不足,多因禀赋薄弱,先天不足,早婚多育,房室不节,劳欲伤肾或年高体弱,久病失养等致肾精亏损,无以生髓,髓海空虚,筋骨失充所致。

肾精主生殖,肾精亏虚,则性功能低下,男子见精少不育,女子见经少或经闭不孕;肾为先天之本,肾精不足则无以化气生血,充肌长骨,故小儿发育迟缓,身材矮小;无以充髓实脑,致智力迟钝,动作缓慢;精亏髓少,骨骼失养,则囟门迟闭,骨骼痿软,成人早衰;肾之华在发,肾精不足,则发不长,易脱发;齿为骨之余,肾精亏虚,则齿易松动;耳为肾窍,脑为髓海,精少髓亏,故见耳鸣耳聋,健忘恍惚;精损则筋骨疲惫,故动作迟缓,足痿无力;肾精亏虚,脑失充养,则灵机失运,可见精神呆钝。

2. 证候特点　头晕耳鸣,记忆力减退,甚或呆滞愚笨,发育迟缓,骨软痿弱,腰膝酸软,发稀齿少,男子不育,女子不孕,舌质淡,脉细弱。

3. 治法　补肾生精。

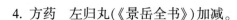

4. 方药　左归丸(《景岳全书》)加减。

(六) 脑髓亏虚证治

髓分三种,即脑髓、脊髓、骨髓。藏于脑颅腔内者称为脑髓;藏于脊髓管内者称为脊髓。脊髓上通脑髓,下贯尾骶;藏于骨腔内的则为骨髓,统称三髓。髓由先天之精所化生,由后天之精所充,有充养头脑、滋养骨骼、化生血液之功。脑为髓之海。《素问·五脏生成篇》曰:"诸髓者,皆属于脑。"中医学早就认识到骨髓是人体造血器官,可以生血,为化血之源。三髓也会随着人年龄的增大而逐渐衰老退化,人体很多疾病都跟脑髓、脊髓和骨髓的衰退有直接关系,如失眠、健忘、关节炎、颈腰椎病、骨质增生、骨质疏松等。

1. 病因病机　脑髓亏虚,或见于先天,乃素体肾虚,肾元难充,或见于后天,乃肾虚日久,诸虚穷必及肾所致。脑得髓养,脑髓充盈,则元神之功旺盛、耳聪目明、体健身强、身体轻劲有力;否则,眩晕耳鸣、视物不明、嗅觉不灵、记忆减退、腰胫酸软、感觉异常、运动失调;或见小儿发育迟缓、囟门迟闭、身体矮小、智力动作迟钝等症状;《灵枢·海论》曰:"髓海有余,则轻劲多力,自过其度;髓海不足,则脑转耳鸣,胫酸眩冒,目无所见,懈怠安卧。"肾主骨生髓,髓藏骨中,骨赖髓以充养。骨骼得到骨髓的滋养,则生长发育正常,才能保持其坚刚之性。若骨髓失养,一则髓虚不能生血而致血虚;二则骨损以致关节肿大变形或骨质不坚。肾伤日久不复,必伤脾胃,脾肾受伤则气血不利,营卫不清,精微不生,肌肉失养,而致身疲乏力,甚则肌肉萎缩。

2. 证候特点　头晕目眩,耳鸣,健忘失眠,神情呆滞,智力低下,腰酸骨软,甚或肌肉萎缩,齿枯发焦,步履艰难,懒惰思卧,啼笑反常,舌质淡红,舌体胖大,苔薄白,脉沉细无力,或弦细而紧。

3. 治法　生精补髓,健脑益智。

4. 方药　健脑益髓方①。

(七) 胆精亏虚证治

《灵枢·本输》说:"胆者,中精之府。"内藏清净之"精汁",即胆汁。胆汁味苦,色黄绿,由肝之余气所化生,汇集于胆,泄于小肠,以助饮食物消化,是脾胃运化功能得以正常进行的重要条件。胆汁的化生和排泄,由肝的疏泄功能

---

①　健脑益髓方(宋福印经验方):生黄芪30克、熟地黄20克、酒萸肉10克、骨碎补15克、枸杞子20克、鹿血粉3克、仙茅10克、巴戟天15克、葛根20克、川芎20克、红景天15克、益智仁15克、焦山楂15克,水煎服。

控制和调节。肝的疏泄功能正常,则胆汁排泄畅达,脾胃运化功能也健旺。《素问·奇病论》曰:"此人者,数谋虑不决,故胆虚,气上逆而口为之苦。"乃胆气因虚而上逆的明证。

1. 病因病机 长期的忧郁、焦虑,引起肝气郁结,气郁化火,煎熬胆汁;或者过食肥甘厚味、辛辣醇酒,或暴饮暴食等,以致湿热蕴结肝胆,熏蒸胆汁导致胆汁不足,引发胆精亏虚病证。胆精亏虚,影响脾胃的运化功能,可出现胁下胀满疼痛、食欲减退、腹胀、便溏或便秘;脾胃虚弱,气血生化无源,可见贫血、骨质疏松证候。《素问·灵兰秘典论》谓:"胆者,中正之官,决断出焉。"宋代太医院编《圣济总录·胆门·胆虚不眠》曰:"胆虚不得眠者,胆为中正之官,足少阳其经也。若其经不足,复受风邪则胆寒,故虚烦而寝卧不安也。"胆精亏虚,则决断功能失常,故惊悸,虚怯,失眠。《灵枢·本脏》曰:"肝应爪,爪厚色黄者,胆厚;爪薄色红者,胆薄;爪坚色青者,胆急;爪濡色赤者,胆缓;爪直色白无约者,胆直;爪恶色黑多纹者,胆结也。"清·张璐论述瞳神紧小时,在《张氏医通·七窍门上·瞳神紧小》曰:"肝肾俱伤,元气衰弱,不能升运精汁,以滋于胆,胆中之精有亏,所输亦乏,故瞳神亦日渐耗损,甚则陷没俱无。"

2. 证候特点 形体消瘦,面色萎黄,甚则面色少华贫血,口苦,恶心厌食,腹胀,便溏或便秘,眼干涩,记忆力减退,骨质疏松,惊悸,虚怯,失眠,舌质淡少津,脉弦细弱。

3. 治法 利胆生精,宁心安神。

4. 方药 十味温胆汤(《世医得效方》)加减。

(八)养精方法

情太切伤心扰神,欲太烈耗精伤形。历代医家都主张养生之道要以保养精气为首务。明·张介宾《类经·摄生类·上古之人春秋百岁今时之人半百而衰》指出:"欲不可纵,纵则精竭。""故善养生者,必宝其精,精盈则气盛,气盛则神全,神全则身健,身健则病少。神气坚强,老而益壮,皆本乎精也。"

1. 寡欲以养精 人不可能无思、无情、无欲、无求。如果一个人没有七情六欲反应,那就不可能成为一个正常的自然人。欲望不仅是人之本性,亦是万事成功之母。事业的重大成就,科学技术的发明创造,往往都是由欲念或者说幻想变成现实的,这些都说明欲望在人类发展史上的重要性。但是欲望要有度,如果强烈或持续过久的欲望,如性欲、色欲、财欲、名欲、官欲、物欲等超过人体生理限度时就会耗精伤形,导致相关脏腑功能紊乱和气血运行失调而引发疾病。明代万全《万氏家传广嗣纪要·卷之二·寡欲篇第二》曰:"男子贵清心寡欲以养其精,女子贵平心气志以养其血。"只有清心寡欲,知足常乐,才能养精蓄锐,健康长寿。所以节欲是养精第一要务。

2. 平和饮食,均衡营养　《素问·脏气法时论》曰:"五谷为养,五果为助,五畜为益,五菜为充。气味合而服之,以补精益气。"尤其是对于脾肾精气亏虚之人,应该主要依靠饮食营养来补充,所以全面均衡营养、平和的饮食,是保养脾肾精气的重要手段。在日常的饮食中,适当多吃一些黑芝麻、黑豆、山药、核桃、芡实、莲子等,有利于养精保精,延年益寿。

(九) 精虚与血虚的区别与联系

1. 概念　精虚是指由于各种原因引起人体之精生成不足或者消耗、丢失过多所引发的病理状态。血虚是指血液成分减少或血液总量低于正常水平,以至脏腑组织等得不到足够濡养所表现的全身虚弱的病理状态。

2. 病因病机　引起精、血亏虚证的原因基本一致,不外乎生成不足或者消耗、丢失过多三个方面。但是由于肾藏精,主生殖,为生长发育之本,所以在临床上因禀赋薄弱,先天不足,早婚多育,房室不节,劳欲伤肾或年高体弱,久病失养等所致肾精亏损证候更为多见;因脾胃为后天之本,气血生化之源,所以在临床上因脾虚胃弱,水谷精微不能化生血液所致血虚病证更为常见。

3. 证候表现　精虚证以先天发育不良,未老先衰,女子不孕,男子精少不育,神情呆滞,智力低下,腰酸骨软,甚或肌肉萎缩,齿枯发焦,步履艰难等为主要临床表现;血虚证以面色萎黄,唇舌爪甲色淡无华,神疲眩晕,心悸不宁,经少或经闭等为主要临床表现。

4. 病变部位　五脏六腑、奇恒之腑等皆可以出现精虚证候,但是以肾精不足、脾精不足、脑髓不足为多见;血虚证主要以心血虚、肝血虚为多见。明代万全《万氏家传广嗣纪要·寡欲篇第二》曰:"男子以精为主,女子以血为主,阳精溢泻而不竭,阴血时下而不愆。"

5. 治疗　由于精虚以肾精不足、脾精不足、脑髓不足为多见,所以精虚证以健脾益肾,生精补髓为基本大法。尽管血虚证主要以心血虚、肝血虚为多见,但是在临床治疗血虚病证时通常要注意三个问题:一是补血必先补气;二是血虚宜健脾开胃;三是血虚宜滋补肝肾。

二、精布失调证治

(一) 概述

精布失调是指由于外感六淫、内伤七情、饮食劳倦等因素,导致人体内生理性体液——精的输布、排泄发生紊乱或障碍所引起的以水肿和积水为临床特征的一类病证。

过多的体液在组织间隙或体腔中积聚称为水肿。正常体腔中只有少量液体,若体腔中体液积聚则称为积水,如腹腔积水(腹水)、胸腔积水(胸水)、心包积水、脑室积水、阴囊积水、关节腔积水等。

任何因素引起生理性体液——精的输布、排泄障碍,导致体腔内液体形成过快或吸收过缓,都会产生水肿或者积水,这是一种较常见的临床证候。能够引起水肿、积水的原因、疾病很多,比如感染、肿瘤、创伤以及类风湿关节炎、慢性心衰、心肌梗死、甲状腺功能低下、营养不良、特发性水肿等。此外,药物、放射性治疗、内镜及心导管介入检查等也都可能导致水肿或者积水。

精布失调所导致的水肿或者积水对人体的影响是多方面的,主要表现为病变组织、脏器体积增大,重量增加,肿胀发亮,颜色苍白,弹性下降。进而影响组织细胞代谢,引起重要器官功能障碍(急性喉头水肿、脑水肿等)。对机体有利的是具有一定防御意义(排出毒素等),能够起到安全阀作用。

水肿或者积水既是一个具有独立意义的疾病,同时更是多种疾病在发展过程中的一个症状或体征。例如,心性水肿、肝性水肿、肾性水肿、营养不良性水肿、功能性水肿、内分泌失调引起的水肿等。

(二)病因病机

基于《素问·经脉别论》:"饮入于胃,游溢精气,上输于脾,脾气散精,上归于肺,通调水道,下输膀胱,水精四布,五经并行。合于四时,五脏阴阳,揆度以为常也。"《素问·至真要大论》:"诸湿肿满,皆属于脾。"作者认为精布失调病证的基本病机是,由于各种原因引起脾不能散精,水谷精微不能正常敷布,导致体内水液潴留在某一部位而成积水,或者泛滥肌肤,引发水肿。清·周学海《读医随笔·气血精神论》曰:"气之乱,则为五胀,出《灵枢·胀论》,为癫厥;精之乱,则为五水,为淋浊。"明·龚廷贤《万病回春·卷之三·鼓胀》曰:"夫胀者,由脾胃之气虚弱,不能运化精微而致水谷聚而不散,故成胀也。"清·张璐《张氏医通·诸气门上·鼓胀》曰:"夫胀皆脾胃之气虚弱,不能运化精微,致水谷聚而不散,故成胀满。"清·喻昌《医门法律·痰饮门·痰饮留伏论》曰:"饮留胸中,短气而渴,四肢历节痛,为肺不行气,脾不散精之象也。"具体言之:

(1)风邪外袭,内舍于肺,肺失宣降通调,以致风遏水阻,风水相搏,水液潴留体内,泛滥肌肤,发为水肿。

（2）寒邪袭肺，肺气不得宣发；或湿邪浸渍，困厄脾胃，脾失健运，不能散精，水湿停聚而成水肿、胸水、腹水等证。

（3）久居湿地，冒雨涉水，湿衣裹身时间过久，水湿内侵，困遏脾阳，脾胃失其升清降浊之能，水无所制，发为水肿；脾虚不能散精，湿侵肌肤发为水肿。湿热内侵，久羁不化，或湿郁化热，湿热内盛，使中焦脾胃失其升清降浊之能，三焦为之壅滞，水道不通，以致水液潴留体内，泛滥肌肤，发为水肿。

（4）饮食劳倦，嗜酒无度，损伤脾胃，脾虚不能散精，湿浊蕴聚中焦，壅阻气机，肝失条达，气血郁滞，气不化水，进而波及于肾。肾司开阖，肾虚开阖不利，终致水肿、胸水、腹水。或平素喜嗜烟酒辛辣、膏粱厚味，脾胃受损，水湿不化而聚于内，蓄而化热，湿热互结，结于胸腹，引发胸水、腹水等证。

（5）情志不畅，久则气机失宣，津液偏渗胸胁，聚结胸水；肝主疏泄，具有疏通、条达、升发等综合生理功能，情志伤肝，肝郁脾虚，脾不能散精，导致水的运化失常，也可引发胸水、腹水。

（6）素体禀赋不足或劳倦内伤，久病失调，耗伤气血；或肺、脾、肾三脏亏虚，水精失于布化，引发胸水、腹水、水肿。脾肾两虚，水邪泛溢，可见脑积水。

此外，由于外伤等原因，导致局部瘀血内阻，也可影响精的运行，使水精蓄积于体腔的相应部位而发病。如头部外伤瘀血导致瘀血阻络，脑窍不通引发脑积水或者由于外伤、炎症等原因引起关节腔积水等。

（三）治疗原则

由于引起水肿、积水等精布失调病证的原因很多，所以每一种精布失调病证的治疗方法也各不相同。但基本原则是《素问·汤液醪醴论》所云："平治于权衡，去宛陈莝，微动四极，温衣缪刺其处，以复其形。开鬼门，洁净府，精以时服。五阳已布，疏涤五脏，故精自生，形自盛，骨肉相保，巨气乃平。"汉代张仲景对水肿的分类较《黄帝内经》更为详细，其在《金匮要略·水气病脉证并治》中辨证地提出了发汗、利尿两大原则："诸有水者，腰以下肿，当利小便；腰以上肿，当发汗乃愈。"对后世产生了深远影响，一直沿用至今。基于精布失调病证的基本病机是，由于各种原因引起脾不能散精，水谷精微不能正常敷布，导致体内水液潴留在某一部位而成积水，或者泛滥肌肤，引发水肿。结合明·张介宾《景岳全书·杂证谟·肿胀》曰："水肿证，以精血皆化为水，多属虚败，治宜温脾补肾，此正法也。""温补即所以化气，气化而痊愈者，愈出自然。"作者认为"健脾散精法"是治疗精布失调所致病证的基本大法。临床治疗时应该从健脾散精入手，根据辨证与辨病相结合，或健脾以化湿，或补气以健脾，或芳香以散精,或健脾温肾散精化气。实践证明运用"健脾散精"理论治疗精布失调所引起的水肿、积水一类的病证,确能够收到良好的治疗效果。

(四) 辨证论治

由于引起精布失调的原因很多,病变机制非常复杂,病变部位、病理性质也有很大区别,因此精准辨证非常重要。

1. 外邪侵袭

证候特点:浮肿起于眼睑,继则四肢及全身皆肿,甚者眼睑浮肿,眼合不能开,来势迅速,多有恶寒发热,肢节酸痛,小便短少等。或伴恶寒无汗,咽喉红肿疼痛,口渴,舌质红,脉浮滑数。

治法:疏风清热,散精消肿。

方药:越婢加术汤(《金匮要略》)加减。

2. 水湿浸渍

证候特点:全身水肿,按之没指,小便短少,身体困重,胸闷腹胀,纳呆,泛恶,苔白腻,脉沉缓。

治法:健脾化湿,散精消肿。

方药:胃苓汤(《丹溪心法》)合五皮饮(《证治准绳》)加减。

3. 饮留胸中

证候特点:胸胁胀满,咳唾胸痛,咳吐黄稠痰,口苦咽干,气喘,舌质红,苔薄黄,脉弦数。

治法:清热化痰,宣肺散精。

方药:小陷胸汤(《伤寒论》)合导痰汤(《校注妇人良方》)加减。

4. 气滞血瘀

证候特点:腹大坚满,青筋暴露,胁下肿块刺痛,面色黧黑,皮肤可见丝纹状血痣,手掌赤痕,口干渴,但欲漱口而不欲咽下,大便色黑,唇色紫暗,舌质紫暗或有瘀斑,舌下静脉曲张,脉细涩。

治法:理气化瘀,散精利水。

方药:柴胡疏肝散(《景岳全书》)合调营汤(《证治准绳》)加减。

5. 瘀阻脑络

证候特点:头颅膨大,颅缝开解不合,青筋暴露,神情呆滞,或聋哑失语,智能低下,四肢瘫痪,唇舌发紫,或舌有瘀斑,脉弦细涩。

治法:化瘀散精。

方药:通窍活血汤(《医林改错》)加减。

6. 寒湿困脾

证候特点:腹大胀满,按之如囊裹水,胸脘胀闷,得热稍舒,精神困倦,怯寒懒动,小便少,大便溏,舌苔白腻,脉缓。

治法:温阳健脾,散精利水。

方药:实脾饮(《济生方》)加减。

7. 脾肾两虚

证候特点:晨起颜面、手部水肿,下午下肢和足部水肿,伴有肢体沉重,心悸气短乏力,舌质淡胖,苔白,脉沉细弱。

治法:健脾补肾,散精消肿。

方药:散精消肿方①。

8. 肝肾精虚

证候特点:腹大胀满,甚则青筋暴露,形体消瘦,面色萎黄,或面黑唇紫,口燥心烦,手足心热,尿少色黄,大便干,或见齿鼻衄血,舌质红绛少津,或无舌苔,脉弦细数。

治法:滋补肝肾,散精利水。

方药:一贯煎(《续名医类案》)加减。

(五) 精布失调与水肿的区别与联系

1. 概念 精布失调是指由于外感六淫、内伤七情、饮食劳倦等因素,导致人体内生理性体液——精的输布、排泄发生紊乱或障碍所引起的,以水肿和积水为临床特征的一类病证;水肿是指因感受外邪,饮食失调,或劳倦过度等,使肺失宣降通调,脾失健运,肾失开合,膀胱气化失常,导致体内水液潴留,泛滥肌肤,以头面、眼睑、四肢、腹背,甚至全身浮肿为临床特征的一类病证。水肿病证不包括内脏器官局部的水肿,如脑水肿、肺水肿、关节腔积水等。

2. 病因病机 人体精气的运行,有赖于脾气的升化转输,肺气的宣降通调,心气的推动,肾气的蒸化开合,膀胱气化畅行,小便通利。若由于外感六淫、内伤七情、饮食劳倦等因素,使肺失宣降通调,脾失健运,肾失开合,膀胱气化失常,则可引发水肿和积水等精布失调病证。也就是说精布失调病证的病因病机包括水肿的病因病机,此外,外伤以及脾不能散精,水谷精微不能正常

---

① 散精消肿方(宋福印经验方):生黄芪 30 克、川芎 20 克、党参 20 克、生白术 15 克、茯苓皮 15 克、冬瓜皮 10 克、盐杜仲 15 克、桑寄生 15 克、瓜蒌 15 克、陈皮 10 克、木瓜 15 克、王不留行 15 克,水煎服。

敷布,在精布失调病证中的作用更加突显。

3. 证候表现 水肿初起多从眼睑开始,继则延及头面、四肢、腹背,甚者肿遍全身,也有水肿先从下肢足胫开始,然后及于全身。轻者仅眼睑或足胫浮肿,重者全身皆肿,肿处皮肤绷急光亮,按之凹陷即起,或皮肤松弛,按之凹陷不易恢复,甚则按之如泥。如肿势严重,可伴有胸腹水而见腹部膨胀、胸闷心悸,气喘不能平卧,唇黑、脐突、背平等。精布失调病证除了见有上述证候之外,还包括人体内脏器官、局部组织的水肿,如脑水肿、肺水肿、关节腔积水等所引发的证候。比如病变组织、脏器体积增大,重量增加、功能障碍或者下降等。

4. 治疗 根据明·张介宾《景岳全书·杂证谟·肿胀》曰:"水肿证,以精血皆化为水,多属虚败,治宜温脾补肾,此正法也。""温补即所以化气,气化而痊愈者,愈出自然。"作者认为"健脾散精"法是治疗精布失调所致病证的基本大法。

三、精浊证治

(一)概述

浊的基本字义是水不清,不干净,浑浊;引申出液体浑浊,与"清"相对。

"浊"在中医文献中的含义有主要有以下几个方面。

1. 指饮食水谷精微的浓浊部分 这是生理性的浊,如《素问·阴阳应象大论》曰:"清阳发腠理,浊阴走五脏;清阳实四肢,浊阴归六腑。"《素问·经脉别论》曰:"食气入胃,浊气归心,淫精于脉。"此两处的浊阴、浊气均指饮食精微中质地稠厚、营养成分较高的部分。

2. 指饮食代谢过程中及代谢后的残秽之物 如《素问·阴阳应象大论》曰:"清气在下,则生飧泄;浊气在上,则生䐜胀。""清阳出上窍,浊阴出下窍。"《灵枢·小针解》曰:"浊气在中者,言水谷皆入于胃,其精气上注于肺,浊溜于肠胃。"上述文字中的浊阴、浊气指体内较重浊的物质,如饮食被消化后产生的废气和废物等。

3. 指浊邪,也包括湿浊之邪 如《金匮要略·脏腑经络先后病脉证》曰:"清邪、风露之邪,故居于上;浊邪、水土之邪,故居于下。"清代著名医家王士雄在《温热经纬·叶香岩外感温热篇》首次提出"浊邪害清"的致病特点:"湿与温合,蒸郁而蒙蔽于上,清窍为之壅塞,浊邪害清也。"

4. 指浊症、浊病 系尿道口时常有混浊液体溢出或尿后滴白、排尿不畅一类的病证。元代·朱丹溪《丹溪心法·赤白浊》谓:"浊主湿热,有痰、有虚。赤属血,白属气。""胃中浊气下流为赤白浊。"针对浊病及其病因,明代·张介宾在《景岳全书·杂证谟·淋浊》提出:"便浊证有赤白之分,有精溺之辨。凡赤者多由于火,白者寒热俱有之。由精而为浊者,其动在心肾。由溺而为浊者,其病在膀胱、肝、脾。""白浊证,有浊在溺者,其色白如泔浆。凡肥甘酒醴,辛热炙爆之物,用之过当,皆能致浊。此湿热之由内生者也。"清代·叶桂《叶选医衡·精浊论》谓:"溺与精所出之道不同。淋病在溺道,故纲目列之肝胆部。浊病在精道,故纲目列之肾膀胱部。""盖由败精腐者什九,由湿热流注而虚者什一。""昔人以赤浊为心虚有热,由思虑而得之;白浊为肾虚有寒,由嗜欲而得之。"

总之,传统中医学文献中所讨论的精浊是指以湿热下注,阴虚火旺为主因,以尿道口时常有混浊液体溢出或尿后滴白,排尿不畅,少腹坠胀,或茎中痛痒、血精、精液不液化等为主要表现的前列腺炎、精囊炎一类的疾病,属于狭义精浊病证范畴。

但是随着中医学对生命科学认识不断深入,以及精概念内涵和外延的不断扩大,作者认为,人体内存储的正常生理性体液,除了血液之外,由于各种原因导致其物理特征以及化学成分或者性质发生改变所引发的临床病证均可确认为精浊病证。由于脑、髓、乳汁、胆汁、精液、前列腺液、淋巴液等具有精的性质,而由于各种原因引起的病毒性脑炎、急性脊髓炎、骨髓炎、急性乳腺炎、急性胆囊炎、玻璃体混浊、急性前列腺炎、精囊炎、精液不液化等疾病具有精浊病证的特征,因此,本书将上述病证一并纳入广义精浊病证进行讨论。

(二) 病因病机

外感六淫、内伤七情、饮食不节,或妄用厚味滋腻补药,均可导致热毒内蕴从而引发精浊病证。《素问·至真要大论》曰:"诸转反戾,水液浑浊,皆属于热。"为精浊病证病因病机总纲。具体言之:

(1)外感湿热疫疠之气,或因久居潮湿之地,或因涉水、淋雨而感受湿邪,稽留不去,日久化热,引发脑浊、髓浊。邪热内扰,化火上炎,直冲颠顶,神窍失灵,则见剧烈头痛、呕吐、神昏嗜睡等证候。由热生风,肝风内动,则颈项强直、角弓反张、手足抽搐;湿热痹阻经脉,可致筋脉失养,或邪热稽留,日久伤阴,肝肾亏虚,亦能致筋脉失养,发而成痿。正如《素问·生气通天论》中所言:"因于湿,首如裹,湿热不攘,大筋緛短,小筋弛长,緛短为拘,弛长为痿。"

(2)温疫之邪,从口鼻而入,传变入里,上犯脑窍,导致脑浊神昏、谵语等证候。温热易化火生痰,闭窍动风,出现身热嗜睡,或项强,或瘛疭;温热之邪夹湿邪为病,湿困肌表则身重肢倦;邪气阻滞脾胃则胸脘痞闷,恶心呕吐;浊邪害清则表情淡漠,朦胧嗜睡。

(3)湿热之邪,可由外侵,亦可由内生。内生湿热者,多由嗜食肥甘酒酪和辛辣之品,致湿热秽浊之邪下注,侵扰精囊腺、前列腺而出现血精、精液不液化等精囊炎、前列腺炎之精浊证候。明·张介宾《景岳全书·杂证谟·淋浊》指出:"有浊在精者,必由相火妄动,淫欲逆精,以致精离其位,不能闭藏,则源流相继,淫溢而下,移热膀胱,则溺孔涩痛,精浊并至,此皆白浊之因热证也。"

(4)饮食不节,饥饱无常,过食肥甘厚味、辛辣醇酒,或暴饮暴食等,以致湿热之邪蕴结于肝胆,使肝胆失于疏泄条达,导致胆精浊而引起胁痛。平素嗜食辛辣、醇甘厚腻,湿热内蕴,或外感湿毒之邪,致湿热下注,熏蒸精液,致精液黏浊不化。饮食不节,胃中积热,肝胃失和,肝郁胃热,熏灼乳汁,导致乳浊、胸胀甚或疼痛等。

(5)青壮年相火妄动,忍精不泄,或性生活不洁,致湿毒之邪内侵引发血精、精液不液化等精浊病证。隋·巢元方《诸病源候论·虚劳精血出候》指出:"此劳伤肾气故也。肾藏精,精者血之所成也,虚劳则生七伤六极,气血俱损,肾家偏虚,不能藏精,故精血俱出也。"相火易动,所愿不遂,浊精淤阻,或同房、手淫、惊恐等忍精不泄,败精内淤,也可引发血精、精液不液化等精浊病证。

(6)过度忧思郁怒,情志不畅,致使肝气郁结,疏泄失常,从而使胆汁化生、输布、排泄失常导致胆精浊,引起胁肋疼痛,脘腹胀满甚或黄疸等。若忿怒郁闷,肝气不舒,肝之疏泄失畅,乳汁分泌失调,乳汁淤积,热盛肉腐,可以引发乳浊、胸胀甚或疼痛等。

(7)精神紧张,情志不遂,肝失疏泄,气滞精淤,胆汁运行不畅,引发胆精浊。或恚怒忧思,肝气不畅,肝失调达,气郁化火,横犯脾胃,脾失健运,湿热内生,湿热下注,而致血精、精液不液化等精浊病证。元代·朱震亨《格致余论·涩脉论》曰:"或因忧郁,或因厚味,或因无汗,或因补剂,气腾血沸,清化为浊。"

(8)素体脾肾阳虚,或劳欲过度,或过食寒凉冷饮,损伤脾肾,脾肾阳虚,则水精不得输布,气化不利,引发精液不液化等精浊病证。

(9)酒色房劳过度,或频施伐泄,或劳心太甚,或五志化火,皆可损耗肾阴,阴虚火旺,灼烁精液,引发精液不液化等精浊病证。

(三)辨证论治

精浊病证既可以表现为一个独立的疾病,也可以是多种疾病过程中的一组证候。由于精的性质不同以及精浊部位有别,临床表现错综复杂。

1. 风热外袭

证候特点:发热,头痛,咽喉肿痛,热后突然出现肢体无力,肌肤麻木不仁,或见疾病由下向上扩展,四肢瘫痪,甚至舌肌痿弱,呛咳,吞咽困难,小便短涩,大便秘结,舌质红,苔薄黄,脉浮数。

治法:疏风清热,化浊润燥。

方药:葛根芩连汤(《伤寒论》)合清燥救肺汤(《医门法律》)加减。

2. 肝郁气滞

证候特点:右上腹或胁下间歇性隐痛,可牵扯至肩背部疼痛,或见乳房结块,排乳不畅,皮色不变或微红,肿胀疼痛,急躁易怒,纳呆便秘,舌淡红,苔薄白或微黄,脉弦或弦紧。

治法:疏肝解郁,清热化浊。

方药:柴胡疏肝散(《景岳全书》)加减。

3. 肝胆湿热

证候特点:脘腹胁肋疼痛拒按,或症见视物黑花飞飘,耳鸣耳聋,口苦口黏,恶心厌油腻,食少纳呆,嗳腐吞酸,大便秘结,小便短赤,舌红苔黄腻,脉弦数或滑数。

治法:疏肝利胆,清热化浊。

方药:龙胆泻肝汤(《医方集解》)加减。

4. 热毒内蕴

证候特点:高热不退,或见头痛剧烈伴有神识不清,烦躁不安,或见乳房结块增大,红肿热痛,焮红灼热,口渴喜饮,或见会阴部、肛门坠胀疼痛,尿频、尿急、尿痛,排尿困难,甚或血精、血尿、尿道流脓性分泌物,大便秘,舌质红,苔黄腻,脉弦滑数。

治法:清热解毒,凉血化浊。

方药:五味消毒饮(《医宗金鉴》)或清瘟败毒饮(《疫疹一得》)加减。若出现神昏谵语证候者,可酌情服用安宫牛黄丸(《温病条辨》)等。

5. 湿热浸淫

证候特点:肢体痿软无力,麻木不仁,或有烧灼感,胸脘痞闷,小便短涩,大便秘结,舌质红,苔黄腻,脉滑数。

治法:清热利湿,化浊荣筋。

方药:三妙丸(《医学正传》)合羌活胜湿汤(《脾胃论》)加减。

6. 湿热下注

证候特点:小便淋涩赤痛,少腹拘急,会阴部胀痛,尿道口滴白浊,或射精疼痛,血精量多,精液不液化,黏稠色黄,舌苔黄腻,脉滑数。

治法:清热利湿,凉血化浊。

方药:八正散(《太平惠民和剂局方》)或知柏地黄丸(《中国药典》)加减。

7. 脾肾两虚,气不化精

证候特点:精液不液化,形寒肢冷,面色㿠白,腰膝酸软,阳痿,早泄,形体肥胖,肢体困重不温,小便不利,或见小便频数,余沥不尽,或夜尿频多,舌淡苔白腻,脉沉细无力。

治法:健脾补肾,温阳化浊。

方药:金匮肾气丸(《金匮要略》)加减。

8. 肝肾阴虚,虚火灼精

证候特点:肢体瘫痪,肌肉萎缩,屈曲拘挛,肌肤干燥,麻木不仁,或见右胁痛,多呈隐痛,遗尿,伴头晕耳鸣,潮热盗汗,舌质红,少苔,脉细数。

治法:滋补肝肾,清热化浊。

方药:虎潜丸(《丹溪心法》)或一贯煎(《续名医类案》)加减。

(四) 精浊与血毒的区别和联系

1. 概念 人体内存储的正常生理性体液,除了血液之外,由于各种原因导致其物理特征以及化学成分或者性质发生改变,所引发的临床病证均可确认为精浊病证。由于脑、髓、乳汁、胆汁、精液、前列腺液、淋巴液等具有精的性质,而由于各种原因引起的病毒性脑炎、急性脊髓炎、骨髓炎、急性乳腺炎、急性胆囊炎、玻璃体混浊、急性前列腺炎、精囊炎、精液不液化等疾病具有精浊病证的特征,因此,本书将上述病证一并纳入广义精浊病证进行讨论。

本书所言血毒系指外来之邪毒侵入、蕴结脉络之中,或脏腑功能失调,或气血运行失常,使体内的生理或病理产物不能及时排出体外,蕴积于脉络之中,造成脏腑组织功能失调,甚或败坏形体的一切物质;以及正常人体所需的生理性物质,由于各种原因造成该物质在血液中的含量超出其生理需要量,也可转化为致病物质形成血毒证,如血糖升高、血脂升高、血肌酐升高、血尿素氮升高等。

2. 病因病机 精浊病证的主要病因为饮食偏嗜,辛辣醇酒,或暴饮暴食致湿热内蕴;或为忧思暴怒,肝气郁结,气郁化火;或感受外邪以及疫疠之气,入里化热;或为素体湿热内蕴。病位主要在脑、髓、乳、胆、前列腺等。病机虽然有寒、热、虚、实的不同变化,然《素问·至真要大论》"诸转反戾,水液浑浊,皆属于热"为精浊病证病因病机总纲。

外感六淫、内伤七情、饮食不节、不良环境及内分泌和代谢功能失调皆可损伤人体,使体内生理或病理产物不能及时排出体外,蕴积于脉络之中,造成脏腑组织功能失调,甚或败坏形体;或者正常人体所需的生理物质,由于上述原因造成该物质在血液中的含量超出其生理需要量,也可转化为致病物质形成血毒病证。

3. 证候特点　精浊病证通常不是一个独立的疾病,而是多种疾病过程中的一组证候。由于精的性质不同以及精浊部位有别,临床表现错综复杂。但是精浊病证的基本特点是:

(1)阻遏气机之象:浊为阴邪,其性黏滞,最易阻遏气机,从而表现出胸闷胸胀、胁肋疼痛、脘腹胀满证候。此外,浊邪阻于中焦,气机升降失常,气滞湿阻,日久可以产生痰饮、血瘀,甚至引发增生、肥大以及肿瘤等病证。

(2)浊邪害清,蒙闭清窍之象:浊邪伤人,易阻遏清阳,蒙闭神明,神窍失灵,则见剧烈头痛、呕吐、神昏谵语,甚或失聪嗜睡等证候。清代著名医家王士雄在《温热经纬·叶香岩外感温热篇》首次提出"浊邪害清"之说。元代·朱震亨《格致余论·生气通天论病因章句辩》云:"浊气熏蒸,清道不通,沉重而不爽利,似乎有物以蒙冒之。"

(3)黏稠秽浊之象:浊即秽浊,多指体液或者分泌物秽浊不清而言,表现为乳汁、精液、前列腺液发黄,甚或出现血精、精液不液化,玻璃体混浊,胆汁浓稠等证候。

(4)缠绵难愈,变化多端:浊邪为病,常与痰、湿、瘀、毒并存。较之湿邪,更为黏腻滞涩,重浊稠厚。因此病势更为缠绵难愈,多久久不能尽除。较之痰邪,浊邪变化多端,可侵及全身多个脏腑、四肢百骸,同时又会随体质及环境因素寒化、热化,从而出现种种变化。此外,浊邪为病多缠绵难愈,病程较长或反复发作,由热生风,肝风内动,则颈项强直、角弓反张、手足抽搐;湿浊痹阻经脉,可致筋脉失养,或浊热稽留,日久伤阴,肝肾亏虚,亦能致筋脉失养,发而成痿证。

(5)体液检测指标异常:指病变部位或病变组织之体液检测可见白细胞升高或见红细胞增多等。如脑脊液白细胞总数升高、前列腺液检测白细胞数量增多等。

无论何种血毒,只要蕴积体内不能及时排除,必然会引起多种组织器官的结构异常及功能障碍,从而表现出一系列的血毒证候,但是不同性质的血毒,其临床表现差别很大,归纳起来主要有以下几个共同特点:发病急骤、传变迅速、具有一定的传染性、证情危重缠绵难愈、血液检测指标异常。

4. 治法　由于《素问·至真要大论》"诸转反戾,水液浑浊,皆属于热"为精浊病证病因病机总纲,所以清热化浊法为治疗精浊病证的基本治法,具体言之:

(1)芳香化浊法:选用芳香辛散之药,祛湿化浊,和胃降逆,调畅气机。外感湿热疫戾之气,或因久居潮湿之地,或因涉水、淋雨而感受湿邪,稽留不去,日久化热,引发脑浊、髓浊病证。方药可以选用黄连温胆汤(《六因条辨》)、藿朴夏苓汤(《医原》)、柴胡达原饮(《重订通俗伤寒论》)、甘露消毒丹(《医效秘传》)、葛根芩连汤(《伤寒论》)等。

(2)解郁化浊法:选用具有疏肝解郁、清热化浊作用的方剂和中药,用于治疗由于过度忧思郁怒,情志不畅,致使肝气郁结,疏泄失常,从而引发胆浊、乳浊等病证的方法。方药可以选用柴胡疏肝散(《景岳全书》)、加味逍遥丸(《中国药典》)、龙胆泻肝汤(《医方集解》)等。

(3)清热化浊法:选用具有清热解毒作用的方剂和中药,用于治疗由于热毒内蕴引起的病证。方药可以选用五味消毒饮(《医宗金鉴》)或清瘟败毒饮(《疫疹一得》)加减。若出现神昏、谵语证候者可酌情服用安宫牛黄丸(《温病条辨》)等。

(4)利湿化浊法:采用淡渗、清利的方剂和中药,通过分利小便以利湿化浊。适用于湿浊下注所引发的精浊病证。方药可以选用八正散(《太平惠民和剂局方》)或知柏地黄丸(《中国药典》)加减。

(5)温补化浊法:采用健脾补肾,温阳化浊的方剂和中药,用于素体脾肾阳虚,或劳欲过度,或贪凉冷饮,损伤脾肾,脾肾阳虚,水精不得疏布,气化不利,表现出的精浊病证。方药可以选用金匮肾气丸(《金匮要略》)或右归丸(《景岳全书》)等。

尽管血毒证的病因病机非常复杂,但是治疗血毒病证的方法主要应该从两个方面考虑:一是针对血毒的性质,采用不同性质的药物直接杀灭或清除之;二是通过增强和调节机体自身的抗毒功能达到解毒的目的,具体的方法可归纳为三种:泄毒法、化毒法、抗毒法。

四、精淤证治

(一)基本概念

淤字的基本含义有三个:一是指水中沉淀的泥沙;二是指沙土冲积成的地

带;三是指滞塞、不流通。《说文解字》:"淤,淀滓,浊泥。"

关于"瘀"字,1983 年商务印书馆出版的《辞源》:"瘀,病名。血液凝积。"1994 年谢观等编著,中国中医药出版社出版的《中国医学大辞典》:"瘀,血之停滞者。"2000 年上海辞书出版社出版的《辞海》:"瘀,积血。即'瘀血'。"《说文解字》:"瘀,积血也。从疒,於声。"2012 年李学勤等主编,天津古籍出版社出版的《字源》曰:"'瘀'字所代表的实际上是'淤'这个字的一个引申义。'淤'从水,於声,本义是泥沙淤积,引申为血液淤积。于是人们又另造一个从疒、於声的字(造字方法应是把'淤'的形旁'氵'改为'疒')。"

根据以上文献的解释,"淤"与"瘀"具有明显不同的含义,然而古代医家对"淤"与"瘀"并没有严格区分可以互用。但是近年将"瘀"特指"血瘀"解释已成为中医学术界的共识。2004 年第 1 版《中医药学名词》:"瘀—血瘀"文中明确了"瘀"即是血瘀。然而目前在国内医学出版物上,瘀与淤,"血瘀"与"血淤"及其相关的医学名词仍有混乱使用的现象。作者非常认同"瘀"特指"血瘀"的观点,同时建议在人体内,除了血液之外的淤滞现象均用"淤"来概括。

本文所讨论之精淤证,是指由于各种原因引起分泌、输布、存储精的组织、器官或者管腔发生堵塞、通而不畅或者淤积所引起的临床病证。精淤证通常不是一个独立的疾病,而是多种疾病过程中的一组证候。临床上常见的乳汁淤积、胆汁淤积、淋巴管阻塞、输精管阻塞、输卵管阻塞、泪道阻塞等所引起的病证,都可以参考本证辨证论治。

精淤是人体受到某种致病因素作用后,在疾病过程中产生的病理产物,这些病理产物形成后,又可直接或间接作用于某一脏腑、组织、器官引发多种疾病,故又属致病因素之一。

(二) 病因病机

精淤证的病因病机非常复杂,但是归纳起来多与外感六淫、饮食不节及七情内伤有关:

(1)风热之邪袭肌表,凝于咽部,邪热入里与内蕴之痰浊互结,可引起颌下及颈部淋巴管不畅及淋巴结肿大等精淤证;外感六淫,侵入人体,入里化热,炼精致浊,浊涩精管,引发相应部位的精淤病证。《灵枢·阴阳清浊》曰:"清者其气滑,浊者其气涩。"

(2)长期的忧郁、焦虑、悲伤,引起肝气郁结,气机失于疏泄,郁积化火,煎熬精液,炼精成淤,精阻管道,可以引发相应部位的精淤病证。

(3)胆汁源于肝之精气,《灵枢·本输》称"胆者,中精之腑。"若肝失疏泄,气机郁结,则胆腑通降功能失常,胆汁运行不畅,甚至淤滞形成胆淤证。

(4)产后抑郁,或产后七情所伤,肝失条达,气机不畅,乳管不通,乳汁运行不畅,造成乳淤证。宋代·陈言《三因极一病证方论·下乳治法》曰:"产妇有三种乳脉不行,有气血盛而壅闭不行者;有血少气弱涩而不行者。虚当补之,盛当疏之。"

(5)暴饮暴食,或嗜食肥甘厚味,损伤脾胃,致脾失健运,肝胆气机郁滞,引起胆汁不循常道运行,导致胆汁反流等精淤病证。

(6)素体湿热内蕴,阻于肝胆,使肝失疏泄,胆失通降,胆汁流出不畅,胆管淤塞不通可致胆淤病证。

(7)先天禀赋不足,肝肾素亏,阳气亢盛,灼伤肾阴,肾精亏耗,虚火内炼,炼精成淤,阻塞精道引发输精管阻塞、不射精等精淤病证。

(8)由于浊毒蕴结,肿物阻塞或粘连,局部外伤或手术之后损伤精的运行管道,均可引发相应部位的精淤病证,如输卵管阻塞、输精管阻塞等。

(9)年少手淫,或旷久不交,或忍精不泄,或惊恐伤肾,或忧郁气滞,或瘀血、败精、湿浊阻滞,或外伤等,均可导致输精管涩滞不通,引发精淤病证。

(三)辨证论治

精淤通常发生在身体局部,因精的理化性质和功能不同以及发生部位有别,可以有不同证候、不同名称,如胆淤、乳淤等。

1. 气滞精淤

证候特点:情志不舒,胸中郁闷,善太息或烦躁易怒,产后乳汁甚少或全无,乳汁稠,乳房胀硬或疼痛;或见右胁腹部胀痛,阵发性加剧,痛引肩背,性急易怒,口苦,食欲不振,舌质淡红,苔薄黄,脉弦细。

治法:疏肝理气,化淤通精。

方药:柴胡疏肝散(《景岳全书》)加减。

2. 肝胆淤热

证候特点:黄疸和皮肤瘙痒,右胁或上腹部疼痛、拒按,呈持续性绞痛,阵发性加剧,口苦口黏,恶心厌油腻,食少纳呆,嗳腐吞酸,大便秘结,小便短赤,舌红苔黄而腻,脉弦数或滑数。

治法:疏肝利胆,清热化淤。

方药:大柴胡汤(《金匮要略》)合茵陈蒿汤(《伤寒论》)加减。

3. 热蕴精淤

证候特点:胁肋胀闷疼痛,口苦而黏,泛恶欲呕,厌油腻,目黄身黄,尿黄;

或见少腹疼痛拒按,发热,带下量多、色黄、质稠有臭味,口干口苦,大便干结,舌质红,苔黄厚腻,脉滑数。

治法:清热解毒,化淤通精。

方药:龙胆泻肝汤(《医方集解》)或五味消毒饮(《医宗金鉴》)加减。

4. 浊涩精淤

证候特点:排卵期乳胀、乳痛,带下量多色黄,少腹疼痛,腰骶酸痛,经行不畅,或见不孕,舌苔黄腻,脉弦细。

治法:化浊通精。

方药:化浊通卵方①。

5. 湿滞精淤

证候特点:射精疼痛或无力,精液黄稠,或无精子,腰膝酸痛,小便热涩不畅,睾丸坠胀,阴囊潮湿,舌质偏红,苔黄腻,脉弦滑数。

治法:清热利湿,化淤通精。

方药:四妙丸(《成方便读》)加减。

6. 寒凝精淤

证候特点:常见有外伤、手术等病史,排卵期乳胀、乳痛,少腹疼痛,位置固定,形寒肢冷,月经先后不定,经中有血块,女性不孕,或见男性不能射精,舌质暗紫,或有瘀点、瘀斑,脉弦细涩。

治法:温阳散寒,化淤通精。

方药:少腹逐瘀汤(《医林改错》)加减。

7. 肾虚精淤

证候特点:阴茎举而不坚,不能射精,射精疼痛或无力,心悸怔忡,失眠多梦,腰酸腿软,小便清长,舌淡紫,苔薄白,脉细涩。

治法:补肾散寒,温精化淤。

方药:右归丸(《景岳全书》)加减。

(四) 精淤与痰饮、血瘀的区别和联系

1. 概念　精淤是指由于各种原因引起分泌、输布、存储精的组织、器官或者管腔发生堵塞、通而不畅或者淤积的病理状态。由精淤所引起的各种临床病证统称为精淤证。精淤证通常不是一个独立的疾病,而是多种疾病过程中

---

① 化浊通卵方(宋福印经验方):生黄芪 30 克、瓜蒌 15 克、醋青皮 10 克、醋莪术 15 克、猫爪草 15 克、浙贝母 15 克、橘核 15 克、荔枝核 15 克、王不留行 10 克,水煎服。

的一组证候。

精淤是人体受到某种致病因素作用后,在疾病过程中产生的病理产物。这些病理产物形成后,又可直接或间接作用于某一脏腑组织,引发多种疾病,故又属致病因素之一。精淤日久影响气血运行,可以产生痰饮、血瘀,甚至引发增生、肥大以及肿瘤等病证。

痰饮:痰和饮都是津液代谢障碍所形成的病理产物。一般以较稠浊的称为痰,清稀的称为饮。痰不仅是指咳吐出来有形可见的痰液,还包括瘰疬、痰核和停滞在脏腑经络等组织中的痰液,临床上可通过其所表现的证候来确定,这种痰称为"无形之痰"。饮,即水液停留于人体局部者,因其所停留的部位及症状不同而有不同的名称。《金匮要略》有"痰饮""悬饮""溢饮""支饮"等区分。痰饮是脏腑功能失调的结果,即人体在疾病过程中形成的一种病理产物,这些病理产物一旦形成又成为新的致病因素,随气而行,为害四方。

血瘀:凡血液运行不畅或血液凝固性增高所造成的血液在脉络中瘀滞不行,积于脉络、脏腑之内,或溢于脉络之外、组织之间,未能及时排出或消散的病理状态称为血瘀。血瘀既是疾病过程中形成的病理产物,又是某些疾病的致病因素,由血瘀所引起的各种临床病证统称为血瘀证。

2. 病因病机　任何引起分泌、输布、存储精的组织、器官或者管腔发生堵塞、通而不畅或者淤积病理状态的因素都可以成为精淤的病因。外感六淫,侵入人体,入里化热,内蕴热毒,炼精成淤,精阻管道,可以引发相应部位的精淤病证。暴饮暴食,或嗜食肥甘厚味,损伤脾胃,致脾失健运,不能运化精微,淤阻淋巴管道,或肝胆气机郁滞,引起胆汁不循常道运行,导致胆汁反流等精淤病证。产后抑郁,或产后七情所伤,肝失条达,气机不畅,乳管不通,乳汁运行不畅,可以引发乳淤证。

痰饮的产生多由外感六淫、饮食所伤及内伤七情等,引起肺、脾、肾各脏气化功能失常所致。肺主治节,若肺失宣肃,津液不化,则可凝聚成痰饮;脾主运化,脾胃受伤,运化无权,水湿内停,则可凝聚成痰饮;肾司开阖,肾阳不足,开阖不利,水湿上泛,亦可聚而为痰饮。痰饮形成后,饮多留积于肠胃、胸胁及肌肤;而痰留于体内,随气升降,无处不到,或阻于肺,或停于胃,或蒙心窍,或郁于肝,或动于肾,或流窜经络,导致诸多病证的发生,症状表现各不相同,因此有"百病多由痰作祟"之说。

血瘀的形成,主要有两个方面:一是因气虚、气滞、血寒、血热等原因,使血行不畅而凝滞。气为血帅,气虚或气滞,则不能推动血液正常运行;或寒邪客入血脉,使脉络挛缩拘急,血液凝滞不畅;或热入营血,血热搏结等,均可形成血瘀。二是由于内外伤等原因造成血离脉络,积存于体内而形成血瘀证。

3. 证候特点　精淤通常发生在身体局部,因精的理化性质和功能不同以及发生部位有别,可以有不同证候、不同的名称,如乳淤、胆淤等。

乳汁淤积可见产后乳汁甚少或全无,乳汁浓稠,乳房胀硬或疼痛。胆汁淤积可见黄疸和皮肤瘙痒,右胁或上腹部疼痛、拒按,呈持续性绞痛,阵发性加剧,脘腹疼痛拒按,口苦口黏,恶心厌油腻,食少纳呆。精液淤阻可见射精疼痛或无力,精液黄稠,或无精子,腰酸膝痛,小便热涩不畅,睾丸坠胀,阴囊潮湿等。卵子淤阻可见排卵期乳胀、乳痛,伴有下腹疼痛、腰痛、分泌物增多,性交痛或不孕等。躯干淋巴液淤阻可见淋巴水肿等。

痰饮为有形之阴邪,故痰饮形成以后,既可阻滞气机,影响经脉气血运行,又可表现病证缠绵难愈。由于痰饮可停留于人体各部,特别是痰可随气流行,无处不到,因此临床病证繁杂,随着痰饮停留的部位不同,表现出不同的病证特点。痰滞在肺,可见喘咳咳痰;痰阻于心,可见胸闷心悸;痰迷心窍,则可见神昏,痴呆;痰火扰心,则发为癫狂;痰停于胃,则恶心呕吐;痰浊上犯于头,可见眩晕昏冒;痰阻于胞宫,可见白带量多,月经不调和不孕;痰在咽喉,可出现咽部哽塞及异物感;痰阻经络筋骨,常见肿块、结节、肢体麻木或半身不遂等。饮在肠间,则肠鸣沥沥有声;饮在胸胁,则胸胁胀满,咳唾引痛;饮在胸膈,则胸闷,咳喘,不能平卧,其形如肿;饮溢肌肤,则见肌肤水肿,无汗,身体疼痛沉重等。

血瘀形成之后,不仅失去正常血液的濡养作用,反过来又会影响全身或局部血液的运行,产生疼痛、出血,或经脉阻塞不通,或内脏发生瘀积,以及产生"瘀血不去,新血不生"等不良后果。血瘀证的临床表现,因病因、病机、病位的不同而各异。血瘀阻于心,可见心悸,胸闷,心前区痛,口唇指甲青紫;血瘀阻于肺,可见胸痛,咯血;血瘀阻于胃肠,可见呕血,大便色黑如漆;血瘀阻于肝,可见胁痛痞块;血瘀攻心,可致发狂;血瘀阻于胞宫,可见少腹疼痛,月经不调,痛经,闭经,经色紫暗成块,或见崩漏;血瘀阻于肢体末端,可成脱骨疽;血瘀阻于肢体肌肤局部,则可见局部肿痛青紫等。

血瘀病证虽然繁多,但其临床表现归纳起来则有如下几个共同的特点:疼痛,多为刺痛,痛处固定不移,拒按,夜间痛甚;肿块,外伤肌肤局部见青紫肿胀,瘀积于体内,久聚不散,则可形成积块,按之固定不移;出血,其血色多呈紫暗色,并伴有血块。在望诊方面,久瘀则面色黧黑,肌肤甲错,唇、甲青紫,舌质暗紫,或有瘀点、瘀斑,舌下脉络曲张等征象。脉象多见细涩或结代等。

4. 治法　根据《黄帝内经》"实则泻之""结者散之"之旨,精瘀证治当以"化瘀通精"为基本治法。作者通过长期临床研究体会认为,化瘀通精法是治疗精瘀证的基本治法。在临床运用化瘀通精法时,应根据引起精瘀证的不同病因病机,分别采用相应具体治法。如气滞精瘀采用疏肝理气,化瘀通精法;肝胆瘀热引起的精瘀,采用疏肝利胆,清热化瘀法;热蕴精瘀,采用清热解毒,化瘀通精法;浊涩精瘀,采用化浊通精法;湿滞精瘀,采用清热利湿,化瘀通精法;寒凝精瘀,采用温阳散寒,化瘀通精法;肾虚精瘀,采用补肾散寒,温精化瘀法。

痰饮证种类繁多,病因各异,所以治疗原则也不尽相同。然而,治疗痰饮之大法是《金匮要略·痰饮咳嗽病脉证并治》:"病痰饮者,当以温药和之。""病溢饮者,当发其汗。"热者以辛凉发其汗,大青龙汤(《伤寒论》)加减;寒者以辛温发其汗,小青龙汤(《伤寒论》)加减;病悬饮者,应攻逐水饮,柴枳半夏汤(《医学入门》)合葶苈大枣泻肺汤(《金匮要略》)加减;支饮为寒饮伏肺,应温肺化饮,苓桂术甘汤(《金匮要略》)加减;脾失健运,湿聚成痰者,宜健脾燥湿化痰,方选平胃散(《太平惠民和剂局方》)、六君子汤(《医学正传》)加减;火热内郁,炼津为痰者,宜清热化痰,方选清气化痰汤(《医方考》)加减;肺燥阴虚,虚火灼津为痰者,宜润燥化痰,方选贝母瓜蒌散(《医学心悟》)加减;脾肾阳虚,寒痰内停者,宜温肾化痰,方选济生肾气丸(《济生方》)加减。痰迷心窍者,宜涤痰开窍,方选定痫丸(《医学心悟》)或者导痰汤(《重订严氏济生方》)加减;胆郁痰扰者,宜清化热痰,降逆和胃,方选黄连温胆汤(《六因条辨》)加减;痰浊上犯清窍,宜健脾祛湿,化痰息风,方选半夏白术天麻汤(《脾胃论》)加减;痰气凝结咽喉,宜化痰利气解郁,方选半夏厚朴汤(《金匮要略》)加减;痰阻经络筋骨,宜软坚散结,通络化痰,方选四海舒郁丸(《疡医大全》)加减。

由于引起血瘀证的病因、病机、病位和轻重程度不同,也有多种不同的治疗方法。如气滞血瘀证,治宜行气活血化瘀;寒凝血瘀证,治宜温经活血化瘀;热壅血瘀证,治宜凉血活血化瘀;对瘀血阻滞所造成的闭经等病证,治宜破血逐瘀;若因瘀血造成出血者,由于瘀血不去,血不循经,出血不易停止,故不宜单纯使用止血药,可采用化瘀止血法等。

综上所述,精瘀、痰饮与血瘀的辨证关系如下。

一是瘀、痰、瘀同源。《灵枢·决气》谓:"余闻人有精、气、津、液、血、脉,余意以为一气耳。"精和血的关系从生理上讲,都来源于水谷精气,由水谷精气所化生,都是液态物质,也都有滋润和濡养作用。精得血而能充,血得精而能旺,两者共同维持人体生命活动的正常运行,故有"精血同源"之说。津和血在孙络互化,津为血渗络外,血为津渗络内,津与血在生理上是相互转化的。血瘀指体内血液停滞不能正常循行;痰饮为津液在体内输布和排泄中发生障碍,停留于体内所致。

二是精淤、痰饮、血瘀同因。气能行血、行精、行津液,气机不畅则精、津、液、血运行失常,导致精阻成淤,津凝成痰,血滞成瘀。因于寒者,寒性凝滞,血得寒则凝涩不畅而成瘀,精得寒则代谢失常阻而成精淤,津液凝聚而为痰饮。因于热者,热灼血液,血稠难流而成血瘀;精受热灼,炼精成精淤;津液凝结而成痰饮。

三是精淤、痰饮、血瘀互生互化。因精、津、液、血同源,故其病理产物精淤、痰饮、血瘀是相互影响的。津液在体内输布和排泄过程中发生障碍产生痰饮;痰饮阻滞脉道,血行受阻而成血瘀;血瘀阻滞,气机不畅,气不布精、津,也可引发精淤、痰饮。精淤、痰饮、血瘀可互为因果,相互转化。

四是精淤、痰饮、血瘀同治。因精、津、液、血同源,精淤、痰饮、血瘀同因互化,相辅相成。临床表现均具有病变范围广泛,病情复杂多变,常见疑难重症,缠绵难愈等特点。故临床上根据病情需要通常可以三者同治。明·张介宾《景岳全书·杂证谟·痰饮》曰:"有以虚损而生痰者,此水亏金涸,精不化气,气不化精而然,使不养阴以济阳,则水气不充,痰终不化,水不归源,痰必不宁,宜以左归、右归、六味、八味等丸,酌其寒热而用之。"

然而,在治疗时要首先明确精淤、痰饮、血瘀是致病因素,它们与正气相对而言是属于标。根据《素问·阴阳应象大论》"治病必求于本"的原则,辨证论治时必须重视脏腑功能和正气盛衰之本,视病邪和正气的孰轻孰重,治以扶正为主兼以祛邪,或祛邪为主兼以扶正,或扶正祛邪并进,方能获效。在以祛邪为主进行治疗时,当视其精淤、痰饮、血瘀之间孰重孰轻,分别权衡轻重治之。若精淤证候明显则当以"散精化淤"为主,若痰饮较重,当以化痰为主;若血瘀较重,当以活血祛瘀为主;若精淤、痰饮和血瘀并重,则当以散精、化痰、祛瘀并施,使淤、痰、瘀分消。

第五章

神 病 证 治

第一节 神的基本概念

从渊源上看,神既是中医学概念,也是中国古代哲学概念。

在古代哲学范畴中,神是指调控宇宙万物发生发展变化的一种力量,是宇宙的主宰及规律。如《周易·系辞上》说:"阴阳不测谓之神",《周易·说卦》又云:"神也者,妙万物而为言者也。"《说文解字》谓:"神,天神,引出万物者也。"

神,会意字。"神"字由"示"和"申"两字组成,从示从申。示为启示智慧之意。"示"上两横,表示上面的天,其下"小"字,为日月星之象。"申"是天空中闪电的象形。古人认为闪电威力无边,神秘莫测,便对它顶礼膜拜,奉为神灵。闪电是古人敬奉的最原始的神灵之一,是上天的代表,万物的主宰。人体也是一个小天地,因此,神在人身上表示人的最高主宰,这就是人的思想、精神和灵魂及其表现。我们常说的"气质""神气""心气""正气"等都是神的表现形式。

在道教内丹学中,神也有先天、后天之别。先天之神称为"元神",与生俱来。元神不受精神意识支配而主宰人的生命活动,是人神志活动的原动力,禀受先天精气而产生,为生命之根本。后天之神则是人类出生后感受外界事物而逐渐形成发展的,又称为"识神"。识神主要主宰人的精神意识思维活动。人类后天的一切思维、记忆、情感、意念、思想,都是识神活动的体现。

元神与识神两者对立统一,相互为用。元神是里,识神是表;元神为体,识神为用;没有用也就没有体,二者共同维持人的正常生命活动。

在中医学领域中,神的概念源于古人对生命的认识。古人在生殖繁衍过程中观察到男女生殖之精相结合,便产生了新的生命,认为这即是神的存在。

《灵枢·本神》说:"两精相搏谓之神"。生命之神产生后,还需要得到精的不断滋养才能维持,并逐渐发育成长。如《素问·六节藏象论》说:"气和而生,津液相成,神乃自生。"随着人类认识的深化,在类比古代哲学中神为宇宙万物之主宰的基础上,又确立了神为人体生命之主宰的概念。人体五脏功能的协调,精气血津液的贮藏与输布,情志活动的调畅等,都必须依赖神的统帅和调控。于是又产生了神是人体一切生理和心理活动主宰的概念,故《素问·灵兰秘典论》曰:"心者,君主之官也,神明出焉。"

中医学领域的神与古代哲学领域的神,虽然在其形成和发展过程中有着相互渗透、相互影响的联系,但二者在概念内涵和生成来源上是有严格区别的。

中医之"神"有广义和狭义之分,广义之神泛指人体生命活动的主宰及其外在表现。包括生理、心理活动及生命活动的外在表现,可以说神就是生命;狭义之神是指人的精神、情感、意识思维活动等,可以说神就是精神。

具体言之,中医之神主要包括以下几个层面的含义。

1. 一切自然现象及其内在规律　从自然界日月星辰的运行、春生夏长秋收冬藏的季节变化,到人的生长壮老,气的升降浮沉都受一个内在规律的支配,这个内在规律就是"神",或叫"神机"或叫"神明"。《素问·阴阳应象大论》说:"天地之动静,神明为之纲纪,故能生长收藏,终而复始"。

2. 生命现象及其主宰,可以说神就是生命　《灵枢·本神》曰:"生之来谓之精,两精相搏谓之神,随神往来者谓之魂,并精而出入者谓之魄。"说明父母媾精是产生生命之神的物质基础。可见精是最原始的,而神是"两精相搏"的产物,魂是神的衍生物,魄是精的衍生物。神寓于形体之中,脱离了形体的神是不存在的。故《荀子·天论》说:"形具而神生",就是说只要有生命就有神存在。

3. 人的生命力及外在表现　人之所以活着,不光是一堆筋骨皮肉,人体每一个微小的组织都在不停地运动变化、升降出入,这个变化一刻不能停止,一旦停止人就死亡。《素问·移精变气论》说:"得神者昌,失神者亡。"即生命力的旺盛与否与神的盛衰密切相关。《素问·六微旨大论》谓:"出入废则神机化灭,升降息则气立孤危。故非出入,则无以生、长、壮、老、已;非升降,则无以生、长、化、收、藏。"《素问·五常政大论》说:"根于中者,命曰神机,神去则机息。"《灵枢·天年》讲:"五脏皆虚,神气皆去,形骸独居而终矣。"人内在的生命力或说是"神""神机"并不是神秘莫测的,而是通过面色、神志、肢体活动、脉象等表现出来,所以中医师可以通过望神、切脉诊察人体的神机如何,健康与否。

4. 指生命活动的物质基础　人体生命的主宰及其现象,或者说人的生命力,以人体内在的物质为基础,因此神的另一个含义即指生命的物质基础。如《灵枢·小针解》曰:"神者,正气也;客者,邪气也。"此神指人体抗病祛邪的物质及其功能。《素问·生气通天论》曰:"因于寒,欲如运枢,起居如惊,神气乃浮。"此神则指人体的阳气。

精、气、血是产生神的物质基础,神是不能脱离这些精微物质而存在的。《灵枢·平人绝谷》曰:"故神者,水谷之精气也。"《素问·八正神明论》说:"血气者,人之神。"《素问·六节藏象论》又说:"气和而生,津液相成,神乃自生。"都说明了精、气、血、津液不仅是构成人体的基本物质,而且还是神所赖以产生的基本物质。

5. 人的精神、意识、情感、思维等活动　人的精神、意识、情感、思维等活动是神的不同表现形式,也是人与其他动物的根本区别。应该说,正是由于神的存在,才使得人生和世界变得更精彩、更有意义。《黄帝内经》认为人的精神、意识、情感、思维等功能活动是由心所主。如《素问·灵兰秘典论》曰:"心者,君主之官,神明出焉。"《素问·宣明五气篇》曰:"心藏神、肺藏魄、肝藏魂、脾藏意、肾藏志。"心藏神,主宰和协调人体脏腑形体官窍的生理活动,同时也主宰人体的心理活动,故称心为五脏六腑之大主。《素问·六节藏象论》特别强调说:"心者,生之本,神之变也。"

人有正常的精神、意识、情感和思维活动,是以心为主的各脏腑功能活动协调整合的结果。如《素问·阴阳应象大论》说:"人有五脏化五气,以生喜怒悲忧恐。"脏腑精气的盛衰对不同情志的产生起着决定性作用。《灵枢·本神》说:"心气虚则悲,实则笑不休。"《素问·调经论》说:"神有余则笑不休,神不足则悲。""气有余则喘咳上气,不足则息利少气。""血有余则怒,不足则恐。"

6. 神是人类和宇宙交流的一种表现形式　除上述含义之外,清·周学海《读书随笔·气血精神论》曰:"神有五:曰神也,魂也,魄也,意与智也,志也。"根据上述有关神的概念,本书简单讨论魂、魄、意、志的概念如下:

(1)魂:《灵枢·本神》曰:"随神往来者谓之魂。"《灵枢·本神》曰:"肝藏血,血舍魂。"《素问·宣明五气篇》曰:"肝藏魂。"明代·张介宾《类经·藏象类·本神》曰:"魂之为言,如梦寐恍惚,变幻游行之境皆是也。"白天魂藏在人眼睛里,能使人能看东西,夜晚睡眠,魂藏在人肝里,使人做梦,梦就是神在游荡。

(2)魄:《灵枢·本神》曰:"并精而出入者谓之魄。"《灵枢·本神》曰:"肺藏气,气舍魄。"《素问·宣明五气篇》说:"肺藏魄。"明代·张介宾《类经·藏象类·本神》曰:"魄之为用,能动能作,痛痒由之而觉也。"

魂魄常常并称,但又有不同,属于两类既有联系又有本质区别的神志活动。《灵枢·本神》曰:"肝,悲哀动中则伤魂,魂伤则狂妄不精。""肺,喜乐无极则伤魄,魄伤则狂。"

魂,属阳神,必附着于神,是后天发展而成的,指一些非本能的、高级的神志活动,是建立在神活动基础上产生的,"魂属精神","随神往来",故有"灵魂"之说。

魄,属阴神,属精的表现,是与生俱来的先天本能。人体自出生伊始便能够显现,具有"魄属形体"之义,故有"体魄"之说。魄是较低级的神志活动,如新生儿啼哭、四肢运动、耳听、目视、冷热痛痒等感知觉及记忆等。

明代·张介宾《类经·藏象类·本神》曰:"精对神而言,则神为阳而精为阴;魄对魂而言,则魂为阳魄为阴。故魂则随神而往来,魄者并精而出入。"

(3)意:《灵枢·本神》曰:"心有所忆谓之意",说明它和记忆有着内在联系。明代·张介宾《类经·藏象类·本神》曰:"一念之生,心有所向而未定者,曰意。"《说文解字》曰:"意者,志也。从心察言而知意也。"

(4)志:《灵枢·本神》曰:"意之所存谓之志"。明代·张介宾《类经·藏象类·本神》曰:"意已决而卓有所立者,曰志。"将志类同于"动机"或"意志"。可以看出,志主要是有着明确目标的意向性心理过程,即动机和志向。

志意有时合称,《灵枢·本脏》曰:"志意者,所以御精神,收魂魄,适寒温,和喜怒者也。"说明"志意"可驾驭控制其他情志活动或过程。清代·罗美《古今名医汇粹·惊悸怔忡健忘烦躁不寐》曰:"志意并称者,志是静而不移,意是动而不定。"明确了志意的关系是由动而不定的意发展到静而不移的志的过程。

第二节　神的生理功能

一、神是生命活动的主宰

神既是生命活动的主宰,又是生命活动的体现,对人体生命活动具有重要调节作用。《素问·移精变气论》说："得神者昌,失神者亡。"也就是说,神的盛衰是生命力旺盛与否的综合体现。《素问·灵兰秘典论》说："心者,君主之官也,神明出焉。"这些都突出了神在生命活动中的主宰地位。

二、神可以调节脏腑的生理功能

脏腑之气产生神,神对脏腑功能具有调节作用,使之升降出入运行协调有序。神的盛衰是脏腑生理功能正常与否的反映,某种有针对性的精神活动还能调整脏腑生理功能的紊乱,达到治病、康复的目的。

三、神具有调节血、精的功能

神既由血、精等作为物质基础而产生,又能反作用于这些物质。神具有统驭、调控这些物质在体内进行正常运行、代谢的作用。明代·张介宾《类经·摄生类·古有真人至人圣人贤人》说："虽神由精气而生,然所以统驭精气而为运用之主者,则又在吾心之神。"

四、神有卫外抗邪的功能

《素问·本病论》曰："非但尸鬼,即一切邪犯者,皆是神失守位故也。"可见外邪侵袭人体致病的前提条件就是"神失守位"。只有神守于内,气才能聚之于内,从而起到抵御外邪的作用。

总之,气、血、精的充盈与运行有序,物质转化与能量转化的平衡,脏腑功能的发挥及相互协调,情志活动的产生与调畅,心理状态的宁静怡然,祛病延年的养生之道,都离不开神的统帅和调节。神是人体生命存在的根本和标志。

第三节 神 病 辨 证

在人体生命活动全过程中,一切精神、意识、情感、思维活动以及各个组织器官的功能活动,无一不是神在发挥其作用。如目之所以能视,耳之所以能闻,鼻之所以能嗅,口之所以能言,体之所以能动等,均属于神的表现形式。神气充足,则脏腑功能旺盛而协调,生命也就有了活力。反之,如果由于情志所伤,禀赋不足,年老体虚,久病失养等,引起人的精神、意识、情感、思维功能失常则会表现出神的病证。《素问·调经论》曰:"神有余则笑不休,神不足则悲。""神有余,则泻其小络之血,出血勿之深斥,无中其大经,神气乃平。神不足者,视其虚络,按而致之,刺而利之,无出其血,无泄其气,以通其经,神气乃平。"神的病证非常复杂,在本书仅提纲挈领地归纳为神伤证治、神虚证治、神昏证治、假神证治四类证候进行讨论。

一、神伤证治

神伤,也称伤神。本书所言神伤是指由于各种原因所引起的以恐慌畏惧为特征的精神、意识、情感、思维活动异常的病证。《灵枢·本神》曰:"是故怵惕思虑者则伤神,神伤则恐惧,流淫而不止。"

临床上神伤病证纷繁复杂,涵盖临床各科疾病,本书仅选择有代表性的情志不遂、气郁伤神,精虚阳亢、神明被扰,瘀血阻窍、元神受损等加以讨论。

(一)情志不遂,气郁伤神

1. 病因病机 情志不遂可见显著而持久的情绪低落,并有相应的心理和行为改变。在一定程度上会影响人的身心健康,甚至导致人罹患精神性的疾病。《灵枢·癫狂病》记载:"喜忘、苦怒、善恐者,得之忧饥。"东汉·张仲景《金匮要略·百合狐惑阴阳毒病脉证治》曰:"百合病者,百脉一宗,悉致其病也。意欲食,复不能食,常默默,欲卧不能卧,欲行不能行,饮食或有美时,或有不用闻食臭时,如寒无寒,如热无热。"形象地描述了情志不遂,气郁患者的焦虑状态。

情志不遂,气郁伤神所致的神病临床表现多样,病机复杂。究其病位,涉及多脏,如心、肝、脾、肺、肾等。如《灵枢·邪客》曰:"心者,五脏六腑之大主也,精神之所舍也。"即言心具有主神明、精神之功,为人体之主宰,故情志伤人首先伤心,如《灵枢·邪气脏腑病形》谓:"愁忧恐惧则伤心";《灵枢·口问》曰:"悲哀愁忧则心动,心动则五脏六腑皆摇。"这里将心作为人体精神心理活动的主要调节者与主宰者,故心伤则会导致精神、意识、情感、思维活动的异常。临床上常见精神萎靡、思维迟钝、应变力低下等。又如《素问·灵兰秘典论》曰:"肝者,将军之官,谋虑出焉。"肝主疏泄,且能调节情志,因此,肝主疏泄功能正常,则气机调畅,气血和调,情志活动就正常。不论是情绪郁闷,还是情绪暴怒,都直接影响人的思维,反复持久的精神刺激,影响了肝主疏泄的功能,则会导致肝气郁结,临床上可见情志抑郁、胸闷、善太息、时时欠伸等。

2. 证候特点 精神抑郁,呆滞如愚,沉默不语,悲伤欲哭,时时太息,胸闷急躁,虚烦不眠,舌质淡,脉弦细。

3. 治法 疏肝解郁,理气安神。

4. 方药　柴胡疏肝散(《景岳全书》)合甘麦大枣汤(《金匮要略》)加减。

(二) 精虚阳亢,神明被扰

1. 病因病机　在正常状态下,阴阳是相对平衡、相互制约的。当精血亏虚,阳气失去制约时,就会产生亢盛的病理变化,在神志病证方面,以语秽发狂、烦躁易怒、头晕胀痛、面赤耳鸣为多见;精血亏虚,心神失养则少寐多梦;肠道精亏则大便干结。

2. 证候特点　头晕胀痛,急躁易怒,怒则晕痛加重,甚则喜笑不休,语秽发狂,面赤耳鸣,少寐多梦,口干口苦,大便干结,舌红苔黄,脉弦数。

3. 治法　生精潜阳,安神定志。

4. 方药　大定风珠(《温病条辨》)合牛黄生犀丸(《太平惠民和剂局方》)。

(三) 瘀血阻窍,元神受损

1. 病因病机　情志病日久,必有瘀血阻滞,也就是"久病必有瘀"。瘀血阻窍,元神受损,则见躁扰不安,头痛心悸等症。清·黄元御《伤寒说意·瘀血》曰:"凡有久瘀之血,则令人善忘。"清·唐宗海《血证论·瘀血》中亦云:"瘀血攻心,心痛头晕,神气昏迷,不省人事。"

2. 证候特点　面色暗滞,躁扰不安,头痛心悸,少寐易惊,妄见妄闻,舌质紫暗有瘀斑,脉弦或细涩。

3. 治法　活血通络,安神定志。

4. 方药　通窍活血汤(《医林改错》)合安神定志丸(《医学心悟》)加减。

除上述三种证候类型之外,根据清代·周学海《读书随笔·气血精神论》曰:"神有五:曰神也,魂也,魄也,意与智也,志也,是五脏所藏也。"结合古代医家的有关论述,作者简单讨论神、魂、魄、意、志所伤证治如下:

(1)伤神:《灵枢·本神》曰:"心怵惕思虑则伤神,神伤则恐惧自失,破䐃脱肉,毛悴色夭,死于冬。"心藏神,怵惧、惊惕、思考、焦虑太过就会伤神。神伤,就会使人感到恐慌畏惧而失去主宰自身的能力,并出现肌肉消瘦等证候。再进一步发展,到了毛发憔悴凋零、皮色枯槁无华的程度,就会在冬季水旺的时候受克而死亡。

针对这类病证,清·程国彭《医学心悟·惊悸恐》曰:"经云:心怵惕思虑则伤神,神伤则恐惧自失,十全大补汤主之。"

(2)伤意:《灵枢·本神》曰:"脾愁忧而不解则伤意,意伤则悗乱,四肢不举,毛悴色夭,死于春。"脾藏意,忧愁太过且长期不能解除,就会伤意。意被伤,就会使人感到心胸苦闷烦乱,并出现手足举动无力等证候。再进一步发展,到了毛发憔悴凋零、皮色枯槁无华的程度,就会在春季木旺的时候受克而死亡。

针对这类病证,可以采用加味逍遥丸(《中国药典》)治之。

(3)伤魂:《灵枢·本神》曰:"肝悲哀动中则伤魂,魂伤则狂忘不精,不精则不正,当人阴缩而挛筋,两胁骨不举,毛悴色夭,死于秋。"肝藏魂,悲哀太过而影响到内脏,就会伤魂。魂被伤,就会使人颠狂迷忘而不能清楚地认识周围环境,意识不清就会表现出异于常人的言行,甚至还会出现阴器萎缩,筋脉挛急,两胁肋处活动不利等症状。再进一步发展,到了毛发憔悴凋零、皮色枯槁无华的程度,就会在秋季金旺的时候受克而死亡。

养魂之法全在养心,可用艾灸神阙,针刺神门、人中等办法快速回魂。

(4)伤魄:《灵枢·本神》曰:"肺喜乐无极则伤魄,魄伤则狂,狂者意不存人,皮革焦,毛悴色夭,死于夏。"肺藏魄,喜乐太过而没有限制,就会伤魄。魄被伤,就会使人发狂,发狂的人意识丧失,旁若无人,甚至还会出现皮肤枯焦等证候。再进一步发展,到了毛发憔悴凋零、皮色枯槁无华的程度,就会在夏季火旺的时候受克而死亡。

伤魄之最莫过于纵欲无度。魄藏肺中,故养魄之道全在调息。

(5)伤志:《灵枢·本神》曰:"肾盛怒而不止则伤志,志伤则喜忘其前言,腰脊不可以俯仰屈伸,毛悴色夭,死于季夏。"肾藏志,大怒太过而不能自止,就会伤志。志被伤,就会使人记忆力衰退,时常会忘记以前所说过的话,甚至还会出现腰脊转动困难,不能随意俯仰屈伸等证候。再进一步发展,到了毛发憔悴凋零、皮色枯槁无华的程度,就会在季夏土旺的时候受克而死亡。

针对这类病证,明·张介宾《景岳全书·杂证谟·腰痛》曰:"凡肾水真阴亏损,精血衰少而痛者,宜当归地黄饮,及左归丸、右归丸为最。若病稍轻,或痛不甚,虚不甚者,如青娥丸、煨肾散、补髓丹、二至丸、通气散之类,俱可择用。"

总之古代医家非常重视调节心神。作者认为,高明的中医之所以临床疗效显著,与其具有掌控、调摄患者心神、情绪的气场、技艺和方法密切相关。

二、神虚证治

本书所论神虚证是指由于气血两亏、肾精不足所引起的,以智能低下,呆滞愚笨,发育迟缓,骨软痿弱,恍惚健忘,头晕目眩,耳鸣耳聋,须发早白,齿浮动摇,步履艰难,少寐多梦,心悸易惊,善悲欲哭,面色萎黄,气短神疲,食少倦怠等为主要证候的病证。

神虚证的病因病机非常复杂,但是基于气血精神四者之间具有互相滋生、互相依存、互为因果的密切生理病理关系,作者认为精气血充盛则神明,精气血亏虚则神虚,精气血枯竭则神亡。

(一)气血两亏,心神失养

1. 病因病机 气帅血液在脉络中运行以濡养脏腑而生神。气血运行,神即应之而生,气至神亦至,故《灵枢·小针解》谓:"神者,正气也"。神寓于所,气以化神,气盛则神旺,气衰则神病,气绝则神亡。血是神的物质基础,正如《灵枢·营卫生会》中所说"血者,神气也。"气血在脉络中运行不止,环流周身,滋养五脏六腑、四肢百骸、五官九窍,产生神的活动,保证人体脏腑组织器官的正常功能。血盛则神旺,血虚则神怯,血枯则神亡。若由于急性或慢性出血,或消耗性疾病使血丢失过多,或后天脾胃虚弱,血化生不足,则易致心血不足。因血虚心神失养,故出现失眠多梦,心悸怔忡,眩晕健忘。

2. 证候特点 神思恍惚,少寐多梦,心悸易惊,善悲欲哭,面色萎黄,气短神疲,食少倦怠,舌淡苔薄白,脉细弱。

3. 治法 益气补血,养精安神。

4. 方药 养心汤(《仁斋直指方》)或归脾汤(《济生方》)加减。

(二)肾精亏虚,元神失养

1. 病因病机 肾中之精气,上交于心中,化为心中真液,以养心神,则心神得以守舍而藏于心。精可养神,神赖精养,精盛则神旺,精衰则神虚。故肾精衰少不能上交于心则每见心烦失眠。且肾中之精滋养于髓,髓液充满养于骨而会聚于脑。精髓所聚,于脑为最多,故脑有"髓海"之称。《素问·五藏生成》曰:"诸髓者,皆属于脑。"惟其聚精最多,为神之所居。精盛脑盈,神安其居,则耳目聪明;精亏脑空,神失其正,则脑转耳鸣,目眩昏冒,故失精家耳目多不清爽。明代·张介宾《类经·摄生类·古有真人至人圣人贤人》曰:"神由精气而生。"明代·张介宾《景岳全书·杂证谟·非风》曰:"昏倦无知、语言不出者,神败于心,精败于肾也。"

2. 证候特点 智能低下,呆滞愚笨,目光晦暗,发育迟缓,骨软痿弱,恍惚健忘,头晕目眩,耳鸣耳聋,须发早白,枯脆易脱,齿浮动摇,步履艰难,舌淡苔白,脉细弱。

3. 治法 补肾填精,培元养神。

4. 方药 河车大造丸(《中国药典》)。

三、神昏证治

神昏是指以神志不清,昏不知人,不省人事为特征的病证。

神昏的病因病机极为复杂,外感疫病、内伤杂病均可引发,病位主要在心和脑。中医认为心藏神,心主神明。人体的精神、意识、思维活动都与心有关,即神志活动为心所主。脑为元神之府,是清窍所居之处。凡热陷心营、腑实燥结、痰热交阻,均可上扰清阳,闭阻清窍导致神昏。

(一) 热闭神昏

1. 病因病机 多由热邪内陷心包,或痰湿、精浊、瘀血等实邪阻闭心窍,致使心所主之神明失用,而见神志昏迷,不省人事,牙关紧闭,两手固握有力,或谵语等表现。也可因感受疫疠之气,引发脑浊神昏。

2. 证候特点 本证以神昏为特征,临床可见突然昏仆,不省人事,牙关紧闭,口噤不开,两手握固,大小便闭,肢体强痉。兼有面赤身热,气粗口臭,躁扰不宁,舌质红或绛,苔黄腻,脉沉实有力或弦滑而数。

3. 治法 清心解毒,开窍醒神。

4. 方药 至宝丹(《太平惠民和剂局方》)或安宫牛黄丸(《温病条辨》)。

(二) 寒闭神昏

1. 病因病机 寒闭神昏的基本病理变化是寒痰闭阻,清窍被蒙,导致神昏不语。

2. 证候特点 突然昏仆,不省人事,牙关紧闭,口噤不开,两手握固,大小便闭,肢体强痉。或兼见面白唇暗,静卧不烦,四肢不温,痰涎壅盛,舌质暗淡,苔白腻,脉沉滑缓。

3. 治法 豁痰息风,辛温开窍。

4. 方药 苏合香丸(《太平惠民和剂局方》)合涤痰汤(《济生方》)。

(三) 阴竭神昏

1. 病因病机 阴竭神昏是指疾病到了严重阶段,阴阳不能互相维系的病理现象,即"阴阳离决"。阴竭神昏,多由失血过多,致使气随血脱;或泻下频频,脾气衰败竭绝;或大汗之后,精气内竭所致。

2. 证候特点 神志昏迷,发热烦躁,面红唇干,皮肤干皱,气息低微,尿少色黄,舌红而干,脉沉细数。

3. 治法 敛阴固脱醒神。

4. 方药　生脉饮(《内外伤辨惑论》)随证加减。

(四) 阳脱神昏

1. 病因病机　阳脱神昏证是由于大汗不止、吐泻过剧、亡血失精或其他原因过分耗损阳气,以致阳气突然衰竭,阴盛阳微,元阳外脱所致神昏不语的病证。

阳脱神昏证的病因病机大致可归纳为以下几方面:①大汗亡阳:多因汗液大泄,阳气随之耗散消亡;②失血亡阳:由于失血过多,阳无所附而外脱;③暴病亡阳:多见于外感热病严重阶段,由于热毒太盛,耗伤气阴,阳随阴竭而外脱;④吐泻脱阳:误下过度,或吐泻过剧,暴伤阴精,阴损及阳,阳衰外脱;⑤心阳暴亏:心系病证,如胸痹、心悸、怔忡、真心痛等,均可因正气大虚,心阳亏耗,鼓动无力,气血阴阳不相顺接所引发;⑥严重创伤,如外伤、剧痛、蜂类螫伤、药物过敏等,均可致气机逆乱,阳气暴脱;⑦久病衰竭:年老体衰,某些宿疾晚期,脏腑虚损,精血俱亏,阴精枯涸,阳气衰微,进而阴竭阳脱而致神昏。

2. 证候特点　神志昏迷,目合口开,面白唇紫,鼻鼾息微,四肢厥冷,二便自遗,舌淡苔白,脉微欲绝。

3. 治法　回阳救逆,固脱醒神。

4. 方药　参附汤(《校注妇人良方》)加味。

四、假神证治

假神是垂危患者出现精神暂时好转的假象,是临终前的预兆,并非佳兆。

1. 病因病机　假神乃精气衰竭至极,阴不敛阳,虚阳外越,残精暴露所导致。古人形象地将其称为回光返照,残灯复明。假神有多种表现,最显著的是目光、语言、面色、饮食四个方面的异常突变。

目光是鉴别有神与假神的重要器官,清·汪宏《望诊遵经·目分脏腑部位》说:"精明者目也,五脏六腑之精也,营卫魂魄之所常营,神气之所生也。"可见目能敏感地反映神的变化。如果久病重病,本已神气将绝,目暗睛迷,突然精神好转,目光转亮,想见亲人,这就是假神。

语言是人类沟通思想,表达意识情感的工具,能够反映人的精神状态。假如本已神气将脱,语言障碍,突然言语洪亮,喋喋不休,这就是假神。

面色是脏腑功能的外在表现,《灵枢·邪气脏腑病形》说:"十二经脉,三百六十五络,其气血皆上于面而走空窍。"如果本已神气将亡,面色晦暗,突然两颧红润,形如作妆,这就是假神。

胃气的盛衰与疾病的转归预后密切相关,清·石寿棠《医原·望病须察神气论》说:"盖有神气者,有胃气者也。"如果本已胃气败绝,不能饮食,突然思食,暴食难饱,这就是假神。

2. 证候特点　本证以久病重病之人,本已失神,但突然精神转佳,目光转亮,语言不休,想见亲人;或病至语声低微断续,忽而清亮起来;或原来面色晦暗,突然颧赤如妆;或本来毫无食欲,忽然食欲增强为特征。

3. 治法　回阳救逆,固脱醒神。

久病重病之人,本已失神,但突然精神转佳,虚实真假难辨,临床应该审慎辨证,酌情对症处理。

五、养神方法

在人类生命中,神是最神圣、最重要的。心神控制着我们的所思所想、所作所为,但是人类很难认清自己心神的本质。只有精心养护、调摄这个心神,才能达到《素问·上古天真论》之"精神内守"、健康长寿的效果。

养神法在中医养生宝库中是最丰富、最神秘的,本书仅介绍几种简单的养神方法:

1. 寡思养神　思,作为人类的一种情志活动,是正常的,也是必须的。但是,心不可过思,神不可过用。如果整日心思不断,长期用神过度,则会导致精气衰竭。清·程文囿《医述·养生》道:"人身之精气如油,神如火。火太旺则油易干,神太用则精气易竭。"

寡思,即是让人不要胡思乱想,以免用心、用脑过度,扰乱心神引发抑郁、眩晕、不思饮食、脘腹胀闷,甚则出现面色萎黄、倦怠乏力、心悸气短、月经不调等病证。久之则百病丛生,诸如神经衰弱、胃肠功能紊乱、高血压病、冠心病,甚至癌症等便接踵而至。

凡人不能无思,但要有个限度,不要在微不足道的小事上冥思苦想,更不要为身外之物煞费苦心。只有这样才能达到《素问·上古天真论》之"恬淡虚无,真气从之,精神内守,病安从来"的境界和效果。

2. 静以养神　《灵枢·本神》指出:"心怵惕思虑则伤神",《素问·痹论》则谓"静则神藏,躁则消亡。"以上论述都说明了以静养神的道理和必要性。特别是在嘈杂的环境中工作时间较长,劳累或心情烦乱时,都需要在安静的环境中休息、睡眠以保精养神。

3. 闭目养神　眼睛是心神的窗户,人体五脏六腑之精气皆上注于目。肝藏血,肝受血而能视,久视则伤血耗神。很多上班族在工作岗位长时间盯着电脑,下班后是长时间看手机,这样长期用眼过度,必然会耗伤肝血,使眼睛变得疲劳、干涩,甚至引起失眠。中医认为,神之机在目。长时间用眼、用电脑和手机的人会耗精伤神。如果闭目放松,无思无虑,达到入静的境界时,就能够很好地缓解疲劳,对于养肝明目也有一定帮助。若能够养成经常闭目养神的习惯,人就容易变得情绪平和,有助于调节心神,从而达到健康长寿的效果。

第六章

气血精神的辨证关系

气、血、精是构成人体和维持人体生命活动的基本物质。气、血、精既是人体脏腑生理活动的产物,又为脏腑生理活动提供必需的物质和能量。神是人体脏腑功能活动的外在表现,神的活动又需要精血的给养,故《灵枢·平人绝谷》曰:"神者,水谷之精气也。"

第一节 气与血的关系

气和血是构成人体和维持人体生命活动的两大基本的重要物质。清代·高秉钧《医学真传·气血》曰:"人之一身,皆气血之所循行。气非血不和,血非气不运,故曰气主煦之,血主濡之。"气属阳,主动;血属阴,主静。气与血,一阴一阳,互相维系,"气为血之帅,血为气之母。"

一、气对血的作用

气对血的作用,概括为气为血之帅,包含着三方面的意义:气能生血,气能行血,气能摄血。

1. 气能生血 气能生血体现在两个方面:首先气化是血液形成的动力。从摄入的饮食物转化为水谷精微,再从水谷精微转化为营气和津液,最后从营气和津液转化成赤色的血液,其中每个转化过程都离不开气化的作用;其次营气是形成血的主要成分之一。气充盛则化生血的功能就强,血就充足;气不足则化生血的功能就弱,易于导致血虚病变。气旺则血足,气虚则血亏。临床上治疗血虚病变的时候常配合补气药,就是补益生血的动力。

2. 气能行血 气能行血指气的推动作用是血液循行的动力。血属阴而主静,血不能自行,血在脉络中循行,内至脏腑,外达皮肉筋骨,全赖于气的推动。

气一方面可以直接推动血行,另一方面又可促进脏腑功能活动,通过脏腑功能活动推动血液运行。清代·唐宗海《血证论·阴阳水火气血论》曰:"运血者即是气。"气生成于血中而固护于血外,气为血之帅,血在脉中流行,实赖于气之率领和推动。故气之正常运行,对保证血液的运行有着重要意义。总之,气行则血行,气止则血止,气有一息之不运,则血有一息之不行;如气虚或气滞,推动血行的力量减弱,则血行迟缓,流行不畅,称之为"气虚血瘀""气滞血瘀"。因此,临床治疗血行失常病证时,常分别配合补气、行气药物,才能获得较好的治疗效果。

3. 气能摄血 气能摄血即气对血的统摄作用。气的固摄作用使血液正常循行于脉络之中而不逸于脉外。清代·唐宗海《血证论·脏腑病机论》曰:"人身之生,总之以气统血。"清代·林珮琴《类证治裁·内景综要》曰:"诸血皆统于脾"。脾为气血运行上下之总枢,其气上输心肺,下达肝肾,外灌溉四旁,充溢肌肤,所谓居中央而畅四方,血即随之运行不息。若脾虚不能统血,则血无所主,因而脱陷妄行。气不摄血则可见出血之候,故治疗时必须用补气摄血之法,方能达到止血目的。如临床上每见血脱之危候,常常施以"血脱者固气"之法。

二、血对气的作用

血为气母,是指血是气的载体,并给气以充分的营养。由于气的活力很强,易于逸脱,所以必须依附于血和精而存在于体内。如果血虚,或大出血时,气失去依附,则可浮散无根而发生脱失。

1. 血能生气 气与血,一阴一阳,具有互生互化的作用。元气的生成来源,有肾中所藏的先天之精气和脾胃运化的水谷之精气,而这两脏都需要血的滋养,使其功能正常,才能化生元气。通过血液运行,不断地给脏腑组织输送精微物质,脏腑组织之气的功能才能保持正常。血能生气主要是通过血对脏腑组织的营养作用来实现的。血盛则气旺,血衰则气少。

2. 血能载气 血属阴而主静,易固守于内;气属阳而主动,常发散于外。气与血相合,一方面血有了运行的动力,另一方面气有了运行的载体,所以说血能载气。也就是说,气必须依附于血,才不至于流散不收。清·唐宗海《血证论·阴阳水火气血论》曰:"守气者即是血。"气存于血中,赖血之运载而达全身。血为气之守,气必依附于血而静谧。否则血不载气,则气将飘浮不定,无所归附。在临床上,每见大出血之时,气亦随之而涣散,形成气随血脱之候,治疗时除补血止血外,还需要益气固脱以急救之。

第二节　气与精的关系

气与精关系密切,故有时并称为"精气"。气与精相比较而言,气无形,属阳,主动,贵运行有序而不乱;精有形,属阴,主静,贵宁谧秘藏而不妄泄。精能化气,气能生精,二者互相资生,互相依存。

一、气对精的作用

气对精的作用,主要表现在气能生精、气能行精、气能摄精三个方面。

1. 气能生精　气能生精,是指气的运动变化是精化生的动力。精源于水谷精微,而水谷精微赖脾胃之腐熟运化,也离不开肺气的敷布作用,肾气的气化作用。气的运行不息能促进精的化生。只有全身脏腑之气充足,功能旺盛,方可以吸收饮食水谷之精微,使五脏六腑之精充盈,流注于肾而藏之。精的化生依赖于气的充盛,气旺则精充,气虚则精亏,故金代·李杲《脾胃论·省言箴》曰:"精乃气之子。"

2. 气能行精　气能行精,是指气的运动变化是精输布排泄的动力。精的整个运行代谢过程完全依赖于气的推动、气化作用。所以气的充足与否,气机是否调畅,都会影响精的输布、排泄。若气的升降出入不利时,精的输布和排泄亦随之受阻,称之为"气滞精淤"。由于某种原因,造成精的输布和排泄受阻而发生停聚时,则气的升降出入亦随之不畅,称作"精淤气滞"。明代·张介宾《景岳全书·传忠录(下)·命门余义》曰:"精无气不行,气无水不化。"

3. 气能摄精　气能摄精,是指气的固摄作用控制着精的排泄。精属液态物质,有赖于气的固摄作用,才能防止其无故流失,并使其排泄正常。在气虚或气的固摄作用减弱时,则导致体内精的无故流失,发生多汗、多尿、遗精等病证。临床治疗时,亦常采用补气之法,使气能固精摄精,病则获愈。

二、精对气的作用

精对气的作用,主要表现在精能化气和精能载气两个方面。

1. 精能化气　精能化气,是指精能促进气的生成,为气的充盛提供充分的营养。精包括先天之精和后天之精,两者结合输布于五脏六腑,可濡养各脏腑组织,促进气的生成。如肾中所藏之精可以化生元气,饮食中吸收的水谷之精可以化生营气。因此,精对气有化生作用,精足则人体之气充盛,脏腑功能强健;精亏则人体之气不足,脏腑功能衰减。故精足则气旺,精虚则气衰。临床上精虚及失精患者常常伴有气虚证候。

2. 精能载气 精能载气,指精是气在体内运行的载体,气必须依附于精和血才能流布全身,否则就将涣散不定而无所归。这种作用包括两个方面:脉内之精化生血液,能运载营气;脉外之精输布、贯注于各脏腑组织,能运载卫气。如果精大量流失,气也将随之耗散,称为"气随精泄",严重者可导致"气随精脱"。

第三节　气与神的关系

气与神的关系可以概括为:"气乃神之祖""神乃气之主"。气能生神化神,气旺则神明,气虚则神衰。神以气立,又能驭气,神明则气畅。

一、气对神的作用

金代·李杲《脾胃论·省言箴》曰:"气乃神之祖。"气帅血液在脉络中运行以濡养脏腑组织而生神。气血运行,神即应之而生,气至神亦至。神寓于所,气以化神,气旺则神明,气虚则神衰,气绝则神亡。临床上正气不足,可见心慌头昏。明·张介宾《景岳全书·传忠录(中)·中兴论》曰:"血气若衰,则形神俱败。"

二、神对气的作用

神是气之主而御气之动,气之运行为神所主宰,神往气亦往,神安则气正,神惊则气乱,神内守则气布于周身而不已。观日常生活中,导引家运神以御气,呼吸达于丹田,甚至流通任督;武术家运神以御气,气聚于臂则臂能劈石。神悲则气消,恸哭之后,语声低微;神思则气结,忧思不解,时发太息,故《灵枢·口问》曰:"忧思则心系急,心系急则气道约,约则不利,故太息以伸之。"

第四节　血与精的关系

血和精的关系从生理上讲,都来源于水谷精气,由水谷精气所化生,都是液态物质,也都有滋润和濡养作用。精得血而能充,血得精而能旺,两者共同维持人体生命活动的正常进行,故有"精血同源"之说。在病理情况下,精亏则血少,血虚则精亏,最终导致精血两虚病证。明代万全《万氏家传广嗣纪要·卷之二·寡欲篇第二》曰:"男子以精为主,女子以血为主,阳精溢泻而不竭,阴血时下而不愆。"

一、精能化血

精是化生血液的主要物质,其中包括后天水谷之精和先天之精。明代·张介宾《景岳全书·杂证谟·血证》说:"血即精之属也,但精藏于肾,所蕴不多,而血富于冲,所至皆是。"肾藏精,精生髓,髓养骨。《素问·生气通天论》曰:"骨髓坚固,气血皆从。"由此可见,精髓是化生血液的重要物质基础。精旺则血足,精亏可以导致血虚。清代·唐宗海《血证论·男女异同论》谓:"男子精薄,则为血虚。"临床上治疗再生障碍性贫血,用补肾填精之法可以获效,就是以精能化血为理论依据的。

二、血能养精

人体的精主要贮藏于肾,但要依赖后天水谷之精的不断补充,在其生成和化生过程中,血液也可转化为精,以不断补充和滋养肾之所藏。隋代·巢元方《诸病源候论·虚劳病诸候下·虚劳精血出候》说:"肾藏精,精者血之所成也。"因此,血液充盈则精足,而血虚也可导致精亏。

精和血液同源于水谷精微,被输布于肌肉、腠理等处的精,不断地渗入孙络,成为血液的组成成分。运行于脉络中的血液,渗于脉络外便化为有濡润作用的精,所以有"精血同源"之说。清代·周学海《读书随笔·气血精神论》曰:"精者,血之精微所成,生气之所根据也。"

血液流于肾中,与肾精化合而成为肾所藏之精。当血液不足时,可导致精的病变。如血液瘀结,精无以渗于脉络外,以濡养皮肤肌肉,则肌肤干燥粗糙甚至甲错。失血过多时,脉络外之精渗入脉络中以补偿血液的不足,因之而导致脉络外之精不足,出现口渴、尿少、皮肤干燥等表现。故《灵枢·营卫生会》有"夺血者无汗,夺汗者无血"之说。汗为精所化,汗出过多则耗精,精耗则血少,故又有"血汗同源"之说。如果精大量损耗,不仅渗入脉络内之精不足,甚至脉络内之精还要渗出于脉络外,形成血脉空虚、精枯血燥的病变。所以对于多汗夺精或体液大量丢失的患者,不可用破血逐瘀之峻剂。

血和精在生理上的关系是一荣俱荣。一是两者都由水谷精微所化生,都依赖于脾胃的消化吸收功能;二是精与血液之间可以相互转化。运行于脉络外之精渗入脉络内,便成为血液的一部分;运行于脉络内的血液,其水液部分渗出脉络外,便成为脉络外之精的一部分,两者相互依存、相互转化。

血和精在病理情况下是一损俱损。如失血过多,脉络外之精大量渗注于脉络内,则出现口渴、尿少、皮肤干燥,即"耗血伤精";若大吐、大汗、大泻等导致人体之精大量流失,又可使脉络内之精渗出脉络之外,形成血脉空虚之证,而见面白、脉弱表现,所谓"精枯血燥"。

第五节　血与神的关系

血对神而言,则神为阳,血为阴;神以血为物质基础,但神又能统血。

一、血对神的作用

血是神志活动的物质基础。正如《灵枢·营卫生气》中所说"血者,神气也。"血气在经脉中运行不止,环流周身,滋养五脏六腑、四肢百骸、五官九窍,产生神的活动,保证人体组织器官的正常功能,《素问·五藏生成》曰:"肝受血而能视,足受血而能步,掌受血而能握,指受血而能摄。"血盛则神旺,血虚则神怯,血枯则神亡。

二、神对血的作用

脉络营运血气流行周身,实赖神明之用而为。也就是说神有统驭营血的作用。故神明则血流和畅,神恐则血气不升而面色㿠白,神怒则血气逆上而面色红赤,甚至血溢络伤而吐血。临床常见有女子月经不调而神躁易怒,且又悲哭;亦有女子郁怒日久未解而见月经失调者。

第六节　精与神的关系

精对神而言,则精为体,神为用。精为神之舍,有精才有神。神是精的主宰,神能摄精固精,神守则精固,神衰则精泄。神驭气统精,神明则气调精固。

一、精对神的作用

精与神的关系是:精可养神,神赖精养,精盛则神旺,精衰则神乱。明代·

张介宾《类经·摄生类·古有真人至人圣人贤人》曰:"神由精气而生。"《灵枢·本神》曰:"肾藏精,精舍志。"志者肾之神。志舍于精中而赖精以滋养,精盛则志强。肾精不足,无以养志,则每病善忘之证,《灵枢·本神》所谓"志伤则喜忘其前言"。清代·林珮琴《类证治裁·健忘论治》谓:"惟因病善忘者,或精血亏损,务培肝肾,六味丸加远志、五味"是其例。肾中之精气,上交于心中,化为心中真液,以养心神,则心神得以守舍而藏于心,故肾精衰少不能上交于心每见心烦失眠。且肾中之精滋养于髓,髓液充满养于骨而会聚于脑。精髓所聚,于脑为最多,故脑有"髓海"之称。《素问·五藏生成》曰:"诸髓者皆属于脑"。惟其聚精最多,则为心神之所居,是之谓"元神之府"也。精盛脑盈,则耳目聪明;精衰脑空,神失其正,则脑转耳鸣,目眩昏冒,肾精虚少亦可病眩晕之证,即所谓"下虚则高摇"。《灵枢·本神》曰:"脾藏营,营舍意。"神在脾为意,意乃脾之神。精充盛则血旺而神全,精丧失则血少而神乱。临床上,误用汗、吐、下等法伤精则每见神乱惊悸或神昏妄语,故《伤寒论·辨少阳病脉证并治》曰:"少阳中风,两耳无所闻,目赤,胸中满而烦者,不可吐下,吐下则悸而惊。"

二、神对精的作用

精在体内不妄溢于体外,主要依赖神的统摄。其精在体内输布不已,也有赖于神的主宰。神守则志安而精固,神散则志乱而精失。《灵枢·本神》曰:"恐惧而不解则伤精,精伤则骨酸痿厥,精时自下。"《灵枢·口问》曰:"悲哀愁忧则心动,心动则五脏六腑皆摇,摇则宗脉感,宗脉感则液道开,液道开,故泣涕出焉。"明代·张介宾《类经·摄生类·古有真人至人圣人贤人》曰:"神由精气而生,然所以统驭精气而为运用之主者,则又在吾心之神"。

第七节　气血精神的辨证关系

气血精神辨证理论认为,气血精神四者之间具有相互滋生、相互依存、互为因果的密切生理病理关系,对维持人体生命活动起着非常重要的作用。《灵枢·本藏》曰:"人之血气精神者,所以奉生而周于性命者也。"金代·李杲《脾胃论·省言箴》曰:"气乃神之祖,精乃气之子。气者,精神之根蒂也。"概要言之:"气为血之帅""血为气之母""精血同源""气乃神之祖,精乃气之子""精乃神之宅""神乃气之主"。具体言之:气能生血,气能行血,气能摄血;血能生气,血能载气。无形之气聚积为有形之精,有形之精散而为无形之气。精血是神的物质基础,所以说精充则气足,气足则血旺,精血旺则神明;精亏则气虚,气虚则血少,精血衰则神疲,气绝则神亡。明代·张介宾《类经·藏象类·天年常度》曰:"夫精全则气全,气全则神全。"若人之血气充盈,精充血旺,则表现为精神充沛,神志清晰,感觉灵敏,活动自如;若精血亏虚,神无所养,则常会出现惊悸、失眠、多梦、健忘等病证。《素问·八正神明论》曰:"血气者,人之神,不可不谨养。"

第七章

气血精神辨证的适用范围

整体观念、辨证论治是中医学的特色与优势。但是我们必须承认,由于历史原因,传统中医学辨证理论虽然能从心理、社会、功能、代谢角度,系统、精辟地阐述疾病发生、发展和诊治规律,但却缺乏对肾实证特别是对精实证及神病证治发生发展规律的研究与探讨。随着新时代社会的发展,医学科学的进步,过去我们常说"病从口入"的一些由生物因素(细菌、病毒、寄生虫)所致疾病已被有效控制,遗憾的是现在我们不得不更加关注"病由心生"问题。这类疾病的发生发展常常与心理紧张、环境污染、社会文化、个人行为等密切相关,属于多因素致病,相互影响,逐渐发展而形成。如果按照传统中医辨证理论诊治,已经很难取得突破性成果。只有对该类疾病发生发展过程中生理与病理、功能与代谢、心理与社会等方面的各种变化有了系统准确的认识和把握,才能为防治新时代疑难病证提供全面科学的诊治依据。

气血精神辨证正是在《黄帝内经》有关气血精神理论指导下,结合新时代身心、疑难病证的病理生理特点和发病规律创立的。气血精神辨证既继承和发展了中医学整体观念、辨证论治思想,又融入、吸收了现代科学技术分化思想的精华。它的任务是以辨证唯物主义观点,运用系统的、科学的方法,研究疾病的病因、发病机制、精神、心理变化、诊断、治疗、转归以及养生、康复等内容。气血脉形辨证的适用范围非常广泛,本章主要从四个方面加以讨论。

第一节 气病辨证的适用范围

气是构成人体和维持人体生命活动的最基本物质,气对于人体生命活动具有推动、温煦、防御、固摄和气化等多种十分重要的生理功能,当各种原因造成气的生理功能发生障碍时则会引起气病。气病范围非常广泛,可以说任何疾病的发生演变都和气的功能失调密切相关,故《素问·举痛论》指出:"百病生于气也。"具体言之,气病辨证可适用于下列病证:

适用于人体脏腑、脉络或形体任何部位发生气的运行不畅或停滞所引起的气滞病证。气滞病证范围非常广泛,凡人体任何部位或脏腑气机不利,气行阻滞不畅,从而造成脏腑功能失调或障碍所表现出的局部胀满疼痛,胀重于痛,时轻时重,时胀时消,或表现为"窜痛",性质、部位不完全固定,且每于嗳气、矢气后暂时缓解或减轻的病证。或者由于肺气壅滞,见有胸满而闷痛,咳嗽喘促;肝郁气滞,见有胁肋胀痛,或胸胁窜痛以及乳房胀痛等,且常随情绪变化而增减;胃肠气滞,见有胃脘胀痛,嗳气频作,腹胀,矢气则舒等;气机不畅,积滞内停,见有突发腹痛,阵阵加剧,以上腹胁肋窜痛为主;痰气互结或气血互结,在其结滞的局部,见有肿块,或发为瘿瘤、梅核气等临床证候均可归纳为气滞病证范畴。

适用于肝气上逆所表现的头痛、眩晕、昏厥、呕血、急躁易怒、脉弦等;胃气上逆所表现的呃逆、嗳气、恶心、呕吐,或伴见嘈杂吐酸等;肺气上逆所表现的咳嗽气喘、胸闷痰多等气逆病证。

适用于气量不足,即达不到维持正常生命活动需要的量,所表现出的脏腑组织功能减退,以及机体防御病邪能力下降的病证。如临床上凡见有少气懒言,语声低微,疲倦乏力,头晕目眩,自汗,面色无华,活动则诸症加重,舌质淡,苔白,脉虚弱无力等即可纳入气虚病证范畴。

适用于气下降太过或升发不及所表现的临床病证。比如临床见有眩晕、泄泻、脱肛、胃下垂、子宫下垂等病证。或者由于气虚下陷,不能固摄血液,见月经过多或崩漏;精关不固,见滑精、遗尿等。只要在上述病证中兼有气虚证的临床特征,即可纳入气陷证范畴。

第二节　血病辨证的适用范围

血病辨证是根据血的生理功能、病理变化,分析辨认其所反映的不同证候,用以指导临床诊断和治疗。由于血具有营养、滋润周身脏腑组织和维持人体精神活动的功能,因此,由于血的质、量和运行发生异常所引发的临床病证均可纳入血病辨证范畴。具体言之,血病辨证可适用于下列病证:

由于局部组织或器官内的血液含量增多所引起的病证。如临床常见的各种急性炎症，除局部红、肿、热、痛证候比较突出之外，多伴有发热、白细胞总数增多或减少等全身反应。如急性扁桃体炎、大叶性肺炎、急性肾盂肾炎、急性阑尾炎、急性胃肠炎等。

由于血液成分和性质的改变所引起的漏出性出血病证。如血小板减少性紫癜、再生障碍性贫血、白血病等。

由于血液成分减少或血液总量低于正常水平，以致脏腑组织等得不到足够濡养所表现的全身虚弱的病理状态。如见有面白无华或萎黄，口唇爪甲淡白不荣，形体消瘦，倦怠乏力，眩晕耳鸣，月经失调或闭经，舌质淡，脉细无力等。

由于血液运行不畅或血液凝固性增高所造成的，血液在脉络中运行不畅，瘀积于脉络、脏腑之内，或溢于脉络之外、组织之间，未能及时排出和消散所引发的临床病证。以疼痛、肿块、紫绀、失荣、舌质紫暗、脉细涩为特征的血瘀病证。

外来之邪毒侵入、蕴结脉络之中，或脏腑功能及气血运行失常，使体内的生理或病理产物不能及时排出体外，蕴积脉络之中，造成脏腑组织功能失调，甚或败坏形体所引起的病证。此类病证的特征是：发病急骤、传变迅速、具有一定的传染性，证情危重、缠绵难愈、血液生化检测指标异常，如白细胞总数升高或降低、血脂升高、转氨酶升高、血肌酐升高、血糖升高等病证。

第三节　精病辨证的适用范围

精是构成人体和维持人体生命活动的精微物质，包括生殖之精、血、津、液、脑、髓和从水谷中摄取的营养物质等。精病辨证是根据精的生理功能、病理特点，分析辨识其所反映的不同证候，用以指导临床诊断和防治。精病范围非常广泛，凡是由于各种致病因素直接或间接作用人体，引起人体精的生成不足，消耗、丢失过多，或者精的成分、理化性质发生改变以及分布障碍、受阻等导致其不能维持正常生殖、生命活动的病证都属于精病范畴。具体言之：

精虚辨证适用于各种原因引起人体之精生成不足或者消耗、丢失过多所导致的临床病证。引起精虚的原因很多，临床证候也非常复杂，本书仅以脏腑为纲将临床常见的肺精亏虚证治、心精亏虚证治、脾精亏虚证治、肝精亏虚证治、肾精亏虚证治、脑髓亏虚证治、胆精虚证治分别加以讨论。

精布失调辨证适用于外感六淫、内伤七情等因素,导致人体生理性体液——精的输布、排泄发生紊乱或障碍所引起的,以水肿和积水为临床特征的一类病证。比如感染、肿瘤、创伤以及类风湿关节炎、慢性心衰、心肌梗死、甲状腺功能低下、营养不良等引起的水肿或者积水。以及药物、放射性治疗、内镜及心导管介入检查等导致的水肿或者积水等都可以参考本证辨证论治。

精浊辨证适用于人体内存储的正常生理性体液,除了血液之外,由于各种原因导致其物理特征以及化学成分或者性质发生改变所引发的临床病证。由于脑、髓、乳汁、胆汁、精液、前列腺液、淋巴液等具有精的性质,而由于各种原因引起的病毒性脑炎、急性脊髓炎、急性乳腺炎、急性胆囊炎、玻璃体混浊、急性前列腺炎、精囊炎、精液不液化等疾病具有精浊病证的特征,因此,上述病证均可纳入精浊病证范畴辨证论治。

精淤辨证适用于各种原因引起分泌、输布、存储精的组织、器官或者管腔发生堵塞、通而不畅或者淤积所引起的临床病证。临床上常见的乳汁淤积、胆汁淤积、淋巴管阻塞、输精管阻塞、输卵管阻塞、泪道阻塞等所引起的病证,都可以参考本证辨证论治。

第四节　神病辨证的适用范围

神是人体生命活动的主宰及其外在表现。神对人体生命活动具有重要的调节作用。神的病证非常复杂,具体言之:

神伤辨证除适用于各种原因所引起的以恐慌畏惧为特征的精神、意志、思维活动异常的病证之外,还适用于伤意、伤魂、伤魄、伤志、伤精的病证,以及由于过度喜、怒、思、忧、恐所引发的病证。

神虚辨证适用于气血两亏、肾精不足所引起的,以智能低下,呆滞愚笨,发育迟缓,骨软痿弱,恍惚健忘,头晕目眩,耳鸣耳聋,须发早白,齿浮动摇,步履艰难,少寐多梦,心悸易惊,善悲欲哭,面色萎黄,气短神疲,食少倦怠等为主要证候的病证。

神昏辨证适用于热邪内陷心包,或痰湿、秽浊、瘀血等实邪阻闭心窍,致使心所主之神明失用,见有神志昏迷,不省人事,牙关紧闭,两手固握有力的病证;寒痰闭阻,清窍被蒙,导致神昏不语的病证;失血过多,致使气随血脱;或泻下频频,脾气衰败竭绝;或大汗之后,精气内竭所致的病证;由于大汗不止、吐泻过剧、亡血失精或其他原因过分耗损阳气,以致阳气突然衰竭,阴盛阳微,元阳外脱所致神昏不语的病证等。

假神辨证适用于精气衰竭至极,阴不敛阳,虚阳外越,残精暴露所引发的病证。

概要言之,气病辨证主要适用于各种致病因素作用于人体后所造成的脏腑组织功能失调或紊乱的病证。气病病程一般较短,病情相对较轻,当病因消除或经过适时恰当的治疗之后,人体的生理功能可以恢复正常,因此绝大多数气病是可逆的。但是气病范围最为广泛,临床上几乎所有疾病均可以表现出不同程度的气病证候,或与血病、精病、神病兼夹致病,形成气血精神兼夹病证。

血病辨证主要适用于与人体血液、内分泌、代谢系统有关的病证。疾病在此阶段,表明致病因素对人体生理功能已经造成了一定的损害,但是当病因消除或经过适时恰当的治疗之后,人体的生理功能通常也可以恢复正常。由于气血之间存在着"气能生血""气能行血""气能摄血""血为气之母"等生理关系,所以血病通常由气病发展而来,在临床上几乎所有的血病均可以表现出不同程度的气病证候。血病病情通常较气病重,病变范围也非常广泛。此外血病尚可与精病、神病兼夹致病,形成气血精神兼夹病证。

精病辨证主要适用于由各种致病因素直接或间接作用人体,引起人体精的生成不足,消耗、丢失过多,或者精的成分、理化性质发生改变以及分布障碍、受阻等导致其不能维持正常生殖、生命活动的病证。精病通常由气血病证发展而来,也可单独发病,精病范围非常广泛。此外精病尚可与气血神病兼夹致病,形成气血精神兼夹病证。

神病辨证主要适用于各种原因引起的心理、情志、精神、神经系统病证。疾病在此阶段,不仅可以表现出不同程度的心理、精神障碍,而且部分患者还会表现出不同程度的组织形态结构异常以及功能减弱。临床上几乎所有的神病都是由气、血、精病发展而来或者与气病、血病、精病兼夹致病,形成气血精神兼夹病证,当神病形成之后,对气、血和精的功能又会产生相应的影响,所以单独的神病比较少见,绝大部分表现为气血精神兼夹病证。

总之,任何疾病都有一定的发生发展规律,从新时代临床上常见的各种炎症、血液系统疾病、代谢性疾病、内分泌系统疾病、免疫系统疾病、肿瘤、神经、精神、心理、血管系统疾病的发展过程来看,虽然不同疾病在不同的发病阶段有不同的病理机制,但通常可以用气血精神四类证候加以概括。只是由于疾病性质和患者体质不同,每种疾病在其发生、发展和演变过程中,气血精神四类证候可以相互影响甚或兼夹致病。因此必须用发展的、变化的和相互联系的观点来审视气血精神辨证。

第八章

气血精神辨证与传统中医辨证理论的关系

辨证论治是中医诊断疾病、防治疾病的基本方法,也是中医学的基本特点之一。

中医学认识疾病是以辨证为中心环节的,首先通过望、闻、问、切四种诊察方法,广泛收集临床资料,深入了解病情。在此基础上,利用脏腑、气血、经络、病因病机等理论进行综合分析,从而辨别疾病的原因、性质、部位以及邪正之间的关系等,然后作出辨证结论,并根据辨证结果确定防治原则和措施。

中医学辨证方法有很多种,如八纲辨证、脏腑辨证、六经辨证、卫气营血辨证、三焦辨证、气血津液辨证、经络辨证、气血脉形辨证等,这些辨证方法既有区别又有联系,适用范围也各有不同。本章主要从各种辨证方法的概念、理论基础、适用范围、定位、定性、定量等几个方面探讨气血精神辨证与传统中医辨证理论的关系。

第一节 气血精神辨证

气血精神辨证,是在《黄帝内经》有关气血精神理论指导下,根据气血精神的概念及生理病理特点,结合临床常见病证的病理生理特点和发病规律创立的,用于研究气血精神病证发生、发展及诊治规律的辨证方法。它的任务是以辨证唯物主义观点,运用系统的、科学的方法,研究气血精神病证的病因、病位、病性、发病机制、病理变化、诊断、治疗和转归。

气血精神辨证是以八纲辨证、脏腑辨证为基础,对临床各科疾病进行辨证论治的纲领。它既继承和发展了中医学整体观念、辨证论治的思想,又融入、吸收了现代科学技术分化思想的精华。根据结构与功能、局部与整体、健康与心理相统一的观点,将每一种病证归纳为气血精神四类证候进行辨证论治。其中将气病概括为气滞、气逆、气虚和气陷四类证候;将血病概括为充血、出血、血虚、血瘀和血毒五类证候;将精病概括为精虚、精布失调、精浊、精淤四类证候;将神病概括为神伤、神虚、神昏、假神四类证候。

由于气血精神辨证融分化与综合、宏观与微观于一体,定位、定性、定量相结合,它不仅对功能性、代谢性、虚损性、炎症性及其神经、精神系统等多种疾病的辨证具有普遍指导意义,还应用相对的、辩证的、动态的分析方法,将疾病发展的连续性和相对的阶段性相统一,将疾病分成不同阶段进行辨证论治,因此具有一定的时间和空间概念。

第二节　八 纲 辨 证

八纲,即指阴、阳、表、里、寒、热、虚、实八类证候。通过对四诊所获取的材料进行综合分析,进而用阴、阳、表、里、寒、热、虚、实八类证候归纳说明病变的部位、性质,以及病变过程中正邪双方力量对比等情况的辨证方法,就是八纲辨证。由于八纲是从各种辨证方法中概括出来的,因而它又是各种辨证方法的总纲,在诊断疾病过程中,有执简驭繁、提纲挈领的作用。

疾病的表现尽管纷繁复杂,但是八纲辨证将千变万化的病证都归纳为阴与阳、表与里、寒与热、虚与实四对纲领性证候,用以指导临床诊断和治疗。其中将疾病的类别概括为阴证和阳证两大类;将疾病病位按浅深层次分为表证和里证;将疾病的性质概括为热证和寒证;根据邪正的盛衰,将疾病分为实证和虚证两类。八纲之中阴阳两纲又可以概括其他六纲,即表、热、实证属阳;里、寒、虚证属阴,所以阴阳又是八纲中的总纲。

八纲辨证是中医辨证体系的核心,它是根据疾病发生发展的普遍规律,对疾病的病位、病性以及邪正消长等情况作出的原则概括,因此在运用上具有普遍的指导意义。正是由于八纲辨证的内容比较原则和概括,所以它不能深入具体地揭示每一病证的病变机理,更不能针对某一类疾病的独特变化而揭示其内在规律。因此在运用八纲辨证时,还必须根据疾病的性质、类型,结合其他辨证方法才能得出全面深入的辨证结论。

气血精神辨证与八纲辨证比较,八纲辨证是气血精神辨证的纲领,气血精神辨证以八纲辨证为基础,同时对八纲辨证进行了补充和发展。气血精神辨证从阴阳属性而言,气属阳,血属阴;神属阳,精属阴。气血精神病证从虚实属性而言,气虚证、气陷证、血虚证、精虚证、神虚证可以概括在八纲辨证的虚证范畴,其他病证多属于实证范畴。但是由于八纲辨证比较原则和笼统,所以无法指导每一个具体病证的防治,必须结合气血精神辨证才能指导每一个具体病证的防治。

第三节　脏腑辨证

脏腑辨证,是根据脏腑的生理功能、病理表现,对疾病证候进行分析归纳,借以推究病机,判断病变部位、性质、正邪盛衰状况的一种辨证方法。脏腑辨证以讨论脏腑病证为核心,主要应用于脏腑病证。它是八纲辨证的进一步深化和具体病位的确定,是各种辨证理论的基础,是中医辨证体系的重要组成部分。

由于每个脏腑生理功能不同,所以它所反映出来的病证也不一样。根据不同脏腑的生理功能及其病理表现来分辨病证,这是脏腑辨证的理论依据。此外,脏腑之间以及脏腑与各个组织器官之间是相互联系的,因此,在运用脏腑辨证时一定要从整体观念出发,不仅要考虑每一脏腑的病理表现,还必须注意脏腑之间的生理病理联系和影响,只有这样才能把握病变全局,抓住根本矛盾。

气血精神辨证与脏腑辨证比较,二者均以八纲辨证为基础,脏腑辨证又是气血精神辨证的基础,气血精神辨证是对脏腑辨证的补充和发展。气血精神辨证不仅在传统中医理论基础上进一步充实、完善了气血辨证的内容,而且以脏腑辨证为基础,以五脏为纲将临床常见的肺精亏虚证治、心精亏虚证治、脾精亏虚证治、肝精亏虚证治、肾精亏虚证治、脑髓亏虚证治、胆精亏虚证治等纳入了精虚辨证内容。在传统脏腑辨证理论基础上补充、完善了奇恒之腑的辨证内容。其中精浊辨证讨论了脑浊、髓浊、胆浊等辨证内容;精淤辨证讨论了输卵管不通(女子胞)等内容,加之气血脉形辨证理论之脉络病辨证内容,填补了奇恒之腑辨证的空白,从而进一步完善了脏腑辨证与奇恒之腑的辨证内容。

第四节　气血津液辨证

气血津液辨证,是运用脏腑学说中有关气血津液的理论,分析气血津液各个方面的病理表现,从而辨认其所反映的不同证候。

气血津液辨证根据气血津液的生理功能和病理特点,通常将气病概括为气滞、气逆、气虚和气陷四类证候;将血病概括为出血、血虚和血瘀三类证候;将津液病证概括为津液不足和水液停滞证候。由于气血津液在生理上既是脏腑功能活动的物质基础,又是脏腑功能活动的产物。在病理方面,当脏腑功能活动发生障碍时,气血津液的运行、输布和化生也会受到影响,所以气血津液病变与脏腑功能密切相关。通常认为,气血津液辨证是对脏腑辨证进行补充和说明的一种辨证方法,因此气血津液辨证常和脏腑辨证结合运用。

气血精神辨证与气血津液辨证比较,二者均以八纲辨证、脏腑辨证为基础。气血精神辨证吸收借鉴了气血津液辨证的研究成果,同时补充和发展了气血津液辨证的理论。两种辨证理论中,气病证候的概念和范围基本相同,而气血精神辨证在气血津液辨证出血、血虚、血瘀证候的基础上,补充了充血和血毒证候。气血精神辨证将气血津液辨证中津液病证之津液不足和水液停滞证候纳入精虚证治和精布失调证治范畴进行讨论,同时补充和发展了精浊证治、精淤证治和神病证治。由于气血津液辨证是与脏腑辨证互相说明、互相补充的一种辨证方法,所以气血津液辨证通常仅适用于脏腑功能失调所引起的气血津液病证。而气血精神辨证除与脏腑辨证互相说明、互相补充之外,尚可用于临床各科病证;气血津液辨证没有明确的定量指标,气血精神辨证将血液和体液生化指标异常的病证归属于血病和精病范围,具有严格的定量标准。

第五节　六经辨证

六经,系指太阳、阳明、少阳、太阴、少阴、厥阴诸经而言。六经辨证是《伤寒论》辨证论治的纲领,是汉代医家张仲景在《素问·热论》六经分证基础上,结合外感疾病的证候特点总结出来的,主要用于伤寒病的一种辨证方法。

六经辨证把外感疾病发生、发展过程中具有普遍性的证候,首先以阴阳为纲,分为两大类证候,并根据疾病发展过程中不同阶段的病变特点,在阴阳两类病证的基础上,又划分为六个证型,即太阳病证、阳明病证、少阳病证,合称三阳病证;太阴病证、少阴病证、厥阴病证,合称三阴病证。

六经病证是人体感受外邪之后,经络、脏腑病理变化的反映,三阳病证以六腑病变为基础,三阴病证则以五脏病变为基础。所以,六经病证实际上基本概括了五脏六腑十二经的病变。但是由于六经辨证的重点主要在于分析外感病邪侵袭人体所引起的一系列病理变化及其传变规律,因此六经辨证与内伤杂病的脏腑辨证尚有不同。

气血精神辨证与六经辨证比较,二者均以《黄帝内经》的相关理论为基础。六经辨证是外感病的辨证纲领,气血精神辨证可用于临床各科病证;六经辨证结合八纲辨证,将三阳病证概括为热证、实证,将三阴病证概括为寒证和虚证。气血精神辨证除结合八纲以寒热、虚实定性之外,还能结合血液及体液生化指标进行定性、定量分析;六经辨证主要概括人体感受风寒之后疾病发生、发展、转归、预后等传变规律。气血精神辨证则将临床各科病证概括为气血精神四种证候来指导临床的防治。

第六节　卫气营血辨证

卫气营血辨证,是在《黄帝内经》有关卫气营血理论基础上,由清代医家叶桂所创立的,用于外感温热病的一种辨证方法。它是在伤寒六经辨证的基础上发展起来的,又弥补了六经辨证的不足,卫气营血辨证是以脏腑辨证为基础,对外感温热病进行辨证的纲领。

卫、气、营、血,本为中医学生理概念,有其实质性内容,但是清代医家叶桂根据卫气营血各自的特点,引申其义,创立了卫气营血辨证,并以此作为外感温热病的辨证纲领,使卫气营血增添了病理诊断学意义,从而丰富了中医学对温热病的辨证思路和方法。

卫气营血辨证,根据温热病发展过程中浅深层次,将其分为卫分证、气分证、营分证、血分证四个阶段。从病变部位来讲,卫分证主表,病在肺与皮毛;气分证主里,病在胸膈、肺、胃、肠、胆等脏腑;营分证是邪热入于心营,病在心与包络;血分证则热已深入肝肾,重在耗血、动血。从温热病的传变来看,其基本的传变规律是病邪由卫入气,由气入营,由营入血,随着邪气步步深入,由浅入深,病情逐渐加重。但是由于感邪轻重的差异以及人体体质强弱的不同,其传变也不是一成不变的。

总之,卫气营血辨证是以温热邪气对人体功能活动和营养物质的损害程度,来判断温热病浅深轻重的标准,并以此来分析判断病变的发展和预后,指导温热病的防治。

气血精神辨证与卫气营血辨证比较,两种辨证方法均是在《黄帝内经》有关理论基础上建立起来的,都以脏腑辨证为基础。卫气营血辨证仅能揭示外感温热病发生、发展和传变规律,指导温热病的防治;气血精神辨证则将临床各科病证概括为气血精神四种证候来指导临床各科病证的防治,所以二者的适用范围不同;卫气营血辨证中的气仅包括卫气和营气的概念与功能,而气血精神辨证中的气包括所有气的概念和功能。

第七节　三焦辨证

　　三焦辨证,是清代医家吴鞠通根据《黄帝内经》有关三焦部位划分的概念,在卫气营血分证的基础上,结合温病传变规律而总结出来的一种辨证方法,并以此作为温病的辨证纲领。

　　临床实践表明,湿温病初起,卫分证候和气分证候界限并不十分明显,且在湿热化燥之前,又很少入营和入血,而是多表现为湿邪弥漫于上、中、下三焦,并能阻滞气机,遏伤阳气,从而导致水液运行障碍等病变。所以卫气营血辨证方法难以概括湿温病的这些特点,因此三焦辨证应运而生。

　　三焦辨证根据外感温热病,特别湿温病的发病特点和三焦是水湿通路的认识,将湿温病概括为上焦、中焦、下焦三种证候。三焦辨证将卫气营血贯穿其中,着重阐述三焦所属脏腑在温病过程中的病理变化,并以此来概括证候类型,所以说三焦辨证主要是针对湿温病而创立的一种辨证方法。

　　气血精神辨证与三焦辨证比较,二者均以《黄帝内经》的相关理论为基础;三焦辨证是用于外感温病的辨证方法,主要用于辨治湿温病。气血精神辨证可用于临床各科病证;三焦辨证主要适用湿温病,并将湿温病发展传变规律概括为:病始于上焦,次传中焦,终于下焦;气血精神辨证则将临床各科病证概括为气血精神四种证候,用以指导气血精神病证的防治。

第八节　经络辨证

　　经络辨证,是根据经络和脏腑的生理功能、病理特点,结合十二经脉、奇经八脉的循行部位来判断疾病病因、病机、病性、病位及传变规律,从而指导临床防治的一种辨证方法。

　　十二经脉和奇经八脉病证与其经脉循行部位有关。疾病的传变也往往是循着经脉进行的。若外邪侵袭人体时,就可通过经脉,由表及里,内传脏腑。反之,当内脏发生病变时,同样也会循着经脉反映到体表。因此,临床辨证时可根据脏腑生理病理特点和经脉循行部位,对体表出现的各种异常表现进行归纳整理,从而判断疾病发生于何经、何脏、何腑,然后再结合八纲辨证进一步确定其病变性质和发展趋势。

气血精神辨证与经络辨证比较,气血精神辨证以脏腑定位;经络辨证首先按十二经脉和奇经八脉的循行确定病位,然后再结合脏腑定位。气血精神辨证除结合八纲定性之外,还能结合血液及体液生化指标进行定性、定量分析;经络辨证只能结合八纲辨证才能确定病性。气血精神辨证适用于人体所有脏腑组织器官发生的功能性以及器质性病变的病证;经络辨证只适用于十二经脉、奇经八脉循行部位所发生的病证。

第九节　气血脉形辨证

气血脉形辨证,是在《黄帝内经》有关气血脉形理论指导下,根据气血脉形的概念及生理病理特点,结合新时代疑难病证的病理生理特点和发病规律,由作者本人于 2005 年 3 月由人民卫生出版社出版的《气血脉形辨证理论与临床》一书中创立的。它的任务是以辩证唯物主义观点,运用系统的、科学的方法,研究疾病的病因、病位、病性、发病机制、病理变化、诊断、治疗和转归。

气血脉形辨证是以八纲辨证、脏腑辨证为基础,对临床各科疾病进行辨证论治的纲领。它既继承和发展了中医学整体观念、辨证论治的思想,又融入、吸收了现代科学技术分化思想的精华。根据结构与功能、局部与整体、健康与心理相统一的观点,将每一种疾病归纳为气血脉形四类证候和四个阶段进行辨证论治。其中将气病概括为气滞、气逆、气虚和气陷四类证候;将血病概括为充血、出血、血虚、血瘀和血毒五类证候;将脉络病概括为脉络失和、脉络阻塞、脉络失营和脉络损伤四类证候;将形态病概括为脂肪变性、纤维化、萎缩、增生和肥大等几类证候。

气血精神辨证以八纲辨证、脏腑辨证为基础,充分吸纳了气血脉形辨证有关气血辨证的研究成果,进一步补充完善了精病和神病辨证内容,从而实现了精与神、形与神相统一的完整的辨证体系。

无论从生理还是从病理讲,气、血、脉、形与精、神都有着千丝万缕的密切关系,清代·林珮琴《类证治裁·内景综要》谓:"神生于气,气生于精,精化气,气化神。故精者身之本,气者神之主,形者神之宅也。"西汉·刘安等编著的《淮南子·原道训》曰:"夫形者,生之所也;气者,生之元也;神者,生之制也。一失位,则三者伤矣。"金·刘完素《素问病机气宜保命集·原道》则指出:"人受天地之气,以化生性命也。是以形者生之舍也,气者生之元也,神者生之制也。形以气充,气耗形病,神依气立,气纳神存。"概要言之:神由精生,形由精成;神随形体而生,依形体而存在;无形则神无以附,无神则形无以活;形为神之宅,神为形之主。

第九章

气血精神辨证的学术价值
及临床指导作用

气血精神辨证是研究疾病发生、发展及防治规律的辨证方法。它的任务是以辩证唯物主义观点，运用系统、科学的方法研究病证的病因、发病机制、病理变化、诊断、治疗、转归以及养生、康复等内容。气血精神辨证是在《黄帝内经》有关气血精神理论指导下，结合新时代身心、疑难病证的病理生理特点和发病规律创立的。气血精神辨证在全面深入系统总结历代中医学家有关气、血、精、神概念、功能以及与脏腑组织生理病理关系的基础上，针对气血精神病证，提出了完整、系统的辨证论治方法以及防治措施，来指导临床各科病证的诊疗和科研工作。其在中医学领域中的学术价值及临床指导作用可概括为以下几个方面。

第一节　气血精神辨证的学术价值

一、丰富了中医病因学内容

病因是指引起疾病发生的原因和条件。传统中医理论所说的病因，主要包括外感六淫、内伤七情、疫疬、饮食、劳倦、外伤，以及痰饮、瘀血等。气血精神辨证理论的创立，进一步丰富了中医病因学内容。气血精神辨证理论认为，血毒、精浊、精瘀和痰饮、瘀血一样，虽然属于人体病理变化的产物，同时一旦形成血毒、精浊、精瘀之后，又会成为致病因素，在临床上引发一系列临床病证。本书针对血毒、精浊、精瘀所致临床病证非常广泛，病情通常也较为严重等特点，依据气血精神辨证理论，系统论述和总结了由血毒、精浊、精瘀所造成病证的致病特点、诊断和防治措施，为后世中医深入研究血毒、精浊、精瘀病证奠定了良好的工作基础。

　　客观地讲,传统中医学关于血毒、精浊、精淤的研究并不很系统,也不很深入。中医历代医家诊疗血毒、精浊、精淤病证的经验和辨证施治的规律尚未得到充分发掘、整理、提高和有效运用。作者认为,中医对血毒、精浊、精淤病因病机以及临床病证诊疗、预防与养生、康复规律的系统深入研究,是中医药学防治多种疾病的优势、特色之所在,在新时代重大疑难疾病防治领域具有广阔应用前景和极高的学术价值。从中医学发展历史来看,随着病因病机学的突破,不仅能够推动中医理论向纵深发展,而且会促进中医学从基础到临床研究的全面进步。

　　气血精神辨证理论除补充、完善、丰富、发展了中医血毒、精浊、精淤病因理论之外,明代·龚廷贤在《寿世保元·补益》中还提出:"夫人之正气不足曰虚,复纵嗜欲曰损。致病之因有六焉:一曰气,二曰血,三曰精,四曰神,五曰胃气,六曰七情忧郁。"上述有关"致病之因有六焉"的观点也值得我们新时代的中医深入研究探讨。

二、补充、发展了奇恒之腑辨证体系

　　脏腑辨证是根据脏腑的生理功能、病理表现,对疾病证候进行分析归纳,借以推究病机,判断病变部位、性质、正邪盛衰状况的一种辨证方法。脏腑辨证以讨论脏腑病证为核心,主要应用于脏腑病证,它是八纲辨证的进一步深化和具体病位的确定,是各种辨证理论的基础,是中医辨证体系的重要组成部分。

　　脏腑辨证非常复杂,不仅包括脏腑本身的病证,还应该包括奇恒之腑的病证。但是由于历史原因和科学技术发展水平的限制,传统脏腑辨证仅讨论了脏病辨证、腑病辨证以及脏腑兼病辨证,却未能全面深入系统地探讨和概括奇恒之腑病证。而奇恒之腑——脑、髓、骨、脉、胆、女子胞的生理功能及其病理变化,在新时代中医临床中均占有重要地位,必须加以补充和完善。气血精神辨证理论正是在传统脏腑辨证理论基础上补充、完善了奇恒之腑的辨证内容。其中精虚辨证讨论了脑髓亏虚证治、胆精亏虚证治;其中精浊辨证讨论了脑浊证治、髓浊、胆浊证治等内容;精淤辨证讨论了胆精淤阻证治、胞精淤阻证治——输卵管不通(女子胞)等。上述辨证内容加之传统辨证理论和"气血脉形辨证"理论之脉络病辨证和形态辨证内容,相互补充,有机结合,具有重要意义:一是进一步补充、完善、发展了脏腑辨证与奇恒之腑辨证内容,从而形成了完整的脏腑辨证理论体系;二是实现了气血辨证与形态辨证和精神辨证的有机结合,进而形成了中医学完整的形神统一的辨证理论体系。

三、充实、完善了精病辨证体系

精病辨证是根据精的生理功能、病理特点,分析辨识其所反映的不同证候,用以指导临床诊断和防治。

精病证候是指各种致病因素直接或间接作用人体,引起人体精的生成不足,消耗、丢失过多,或者精的成分、理化性质发生改变以及输布障碍、受阻等导致其不能维持正常生殖、生命活动的病证。因此,精的质、量和输布、排泄发生异常,皆可引发人体各种精病证候。然而,传统中医理论,特别是宋代·钱乙《小儿药证直诀》在五脏所主提出"肾主虚,无实也"被后世医家断章取义之后,很少有学者系统深入研究讨论肾的实证问题,而研究精的实证者甚寡。作者认为"精无实证"只关注了各种致病因素直接或间接作用人体,引起人体精的生成不足,消耗、丢失过多所致精虚证治问题,而忽略了由于各种致病因素引起人体精的成分、理化性质发生改变以及输布障碍、受阻等因素导致其不能维持正常生殖、生命活动的精布失调、精浊、精淤证治问题。

作者通过长期临床实践和深入思考之后,将由于外感六淫、内伤七情、饮食劳倦等因素,导致人体内生理性体液——精的输布、排泄发生紊乱或障碍所引起的以水肿和积水为临床特征的一类病证纳入精布失调病证范畴;将人体内存储的正常生理性体液,除了血液之外,由于各种原因导致其物理特征以及化学成分或者性质发生改变,所引发的临床病证纳入精浊病证范畴;将由于各种原因引起分泌、输布、存储精的组织、器官或者管腔发生堵塞、通而不畅或者淤积的临床病证纳入精淤病证范畴,从而补充、完善、发展了精病辨证体系。

第二节　气血精神辨证在临床中的指导作用

一、指导疾病的诊断

任何一个中医理论的产生,其目的肯定都是为了不断提高中医养生保健、防治疾病水平,气血精神辨证亦是如此。

精气血盛衰的变化,必然显露于神色。气血旺盛,则神采奕奕,色泽明润。气血虚弱,则神夭色败,枯萎不荣。因此历代医家总结了一套完整的诊病方

法,来判断气血精神的虚实盛衰和疾病的预后转归,如《素问·调经论》曰:
"神有余则笑不休,神不足则悲""气有余则喘咳上气,不足则息利少气""血有
余则怒,不足则恐。"《灵枢·决气》曰:"精脱者,耳聋;气脱者,目不明;津脱
者,腠理开,汗大泄;液脱者,骨属屈伸不利,色夭,脑髓消,胫痠,耳数鸣;血脱
者,色白,夭然不泽,其脉空虚。"关于精虚的诊断,清代·沈金鳌《杂病源流犀
烛·内伤外感门·色欲伤源流》曰:"肝精不守,目眩无光矣。肺精不足,肌肉
瘦削矣。心精不充,昏冒恍惚矣。脾精不坚,齿发脱落矣。"

二、指导疾病的治疗

辨证的目的是为正确治疗提供依据,因此,在临床上只有明确气血精神病
证的发病机理、浅深层次、轻重程度及其相互关系,才能准确判断病情的轻重,
识别其传变趋势,从而制定合理的防治措施。

1. 凡刺之法,先必本于神　对于针刺而言,《灵枢·本神》提出了"凡刺之
法,先必本于神"的针刺大法和根本原则。就是说在临床上,无论采用什么样
针刺方法,都要针对疾病的根本,以察神、治神为首要。接着又指出针刺注意
事项:"是故用针者,察观病人之态,以知精、神、魂、魄之存亡,得失之意,五者
以伤,针不可以治之也"以及"五脏不安,必审五脏之病形,以知其气之虚实,谨
而调之也"的名训。《灵枢·九针十二原》则曰:"小针之要,易陈而难入。粗
守形,上守神。"简单理解这句话的意思就是,普通医生,关注的是表面现象,治
疗的是外形问题;而高明医生则善于抓住疾病的根源、本质,调理的是神,用的
是神。隋代·杨上善《黄帝内经太素·九针之二·刺法》则曰:"用针之要,在
乎知调,调阴与阳,精气乃光,合形与气,使神内藏。"

2. 调和气血为治病总纲　《素问·至真要大论》曰:"必先五胜,疏其血
气,令其条达,而致和平,此之谓也。"本段文字明确指出了调理五脏气血的基
本原则是"令其条达,而致和平"。当然,令气血调和的手段和方法有很多种,
《素问·至真要大论》曰:"调气之方,必别阴阳,定其中外,各守其乡。"《素
问·调经论》曰:"气有余,则泻其经隧,无伤其经,无出其血,无泄其气。不足,
则补其经隧,无出其气。""血有余,则泻其盛经出其血。不足,则视其虚经内针
其脉中,久留而视,脉大,疾出其针,无令血泄。"经文既强调了调和气血的重要
性,又指出调和气血的具体方法,通过调和气血,使人健康长寿。明·张介宾
《景岳全书·诸气·经义·总论气理》引王应震语谓:"行医不识气,治病何从
据,堪笑道中人,未到知音处。"

3. 健脾散精法为治疗精病的基本治法　精病辨证是根据精的生理功能、病理特点,分析辨识其所反映的不同证候,用以指导临床诊断和防治。

精病证候是指各种致病因素直接或间接作用人体,引起人体精的生成不足,消耗、丢失过多,或者精的成分、理化性质发生改变以及分布障碍、受阻等导致其不能维持正常生殖、生命活动的病证。因此,精的质、量和输布、排泄发生异常,皆可引发人体各种精病证候。

《素问·经脉别论》曰:"饮入于胃,游溢精气,上输于脾,脾气散精,上归于肺,通调水道,下输膀胱,水精四布,五经并行,合于四时五脏阴阳,揆度以为常也。""脾气散精"是指脾输送、气化水谷精气的功能。如果由于各种原因导致脾气不能散精,水谷精微不能正常敷布,则会引发各种精病证候。此时应该从健脾散精法着手进行治疗。针对水肿的病因病机和治疗,明代·张介宾《景岳全书·肿胀·水肿论治》曰:"由脾肺不足而为肿胀者,治宜以四君、归脾之属为主。""水肿证,以精血皆化为水,多属虚败,治宜温脾补肾,此正法也。"以上论述极大地丰富、充实了气血精神辨证的理论宝库内容,为新时代中医在临床上采用健脾散精法治疗精病提供了坚实的理论基础。

4. 指导气血精神病证的治疗　关于气血精神病证的治疗,《素问·阴阳应象大论》说:"形不足者,温之以气;精不足者,补之以味。"明·张介宾《类经·疾病类·五实五虚死》曰:"是以气虚者宜补其上,精虚者宜补其下,阳虚者宜补而兼暖,阴虚者宜补而兼清,此固阴阳之治辨也。其有气因精而虚者,自当补精以化气;精因气而虚者,自当补气以生精。"明·张介宾《景岳全书·虚损·论治》曰:"如诸气之损,其治在肺;神明之损,其治在心;饮食肌肉之损,其治在脾;诸血筋膜之损,其治在肝;精髓之损,其治在肾,此其可分者也。"明·张介宾《景岳全书·传忠录(中)·阳不足再辨》曰:"故有善治精者,能使精中生气,善治气者,能使气中生精。"明·张介宾《景岳全书·十问篇·二问汗》曰:"阳虚而汗者,须实其气;阴虚而汗者,须益其精。"清·沈金鳌《杂病源流犀烛·内伤外感门·色欲伤源流》曰:"然则欲神之旺,必先使气之充,欲气之充,必先使精之固。"

三、判断疾病的预后

人体气血的盛衰,精神的振发与萎靡,不仅是生理功能的外在表现形式,同时也是人体病理状态的客观反应。因此通过气血精神辨证,可以指导人们摄生养身,延年益寿,同时判断疾病的预后。《素问·移精变气论》曰:

"得神者昌,失神者亡。"《灵枢·天年》曰:"失神者死,得神者生也。"隋代·杨上善《黄帝内经太素·设方·知古今》曰:"精神越,志意散,故病不可愈也。"明·张介宾《景岳全书·传忠录(中)·先天后天论》曰:"身虽羸瘦而动作能耐者吉,体虽强盛而精神易困者凶。"明·张介宾《景岳全书·虚损·论虚损病源》曰:"精强神亦强,神强必多寿;精虚气亦虚,气虚必多夭。"明·张介宾《景岳全书·血证·论证》曰:"人有阴阳,即为血气,阳主气,故气全则神王;阴主血,故血盛则形强。"清·张志聪《黄帝内经灵枢集注·五邪第二十》曰:"心者,五脏六腑之大主也,精神之所舍也。其脏坚固,邪勿能容也,容之则伤心,伤心则神去,神去则死矣。"清·喻昌《医门法律·先哲格言》曰:"人之所赖,惟此气耳。气聚则生,气散则死。"清·喻昌《医门法律·明胸中大气之法》曰:"惟气以形成,气聚则形存,气散则形亡。"清·徐文弼《寿世传真·修养宜宝精宝气宝神第三》谓:"吾人一身所恃,精、气、神具足,足则形生,失则形死。"

总之,通过分析判断气血精神病证虚实轻重,来指导相关病证的防治以及摄生养身,具有重要的意义和价值。

四、指导养生

气血精神辨证理论在中医养生学领域的价值,首先体现在《素问·上古天真论》:"虚邪贼风,避之有时,恬淡虚无,真气从之,精神内守,病安从来。"该篇在论述上古之人重视保精养神从而获得长寿道理的同时,提出了养生需内重精神调摄,外避反常气候,饮食有节、起居有常、劳逸适度,如此即可延年益寿的基础上,还云:"提挈天地,把握阴阳,呼吸精气,独立守神。""和于阴阳,调于四时,去世离俗,积精全神,游行天地之间,视听八达之外,此盖益其寿命而强者也。"《素问·八正神明论》曰:"故养神者,必知形之肥瘦,荣卫血气之盛衰。血气者,人之神,不可不谨养。"类似调养气血精神助力健康长寿的论述,在《黄帝内经》中尚有许多记载。因此,中医学强调在摄生养身过程中,要谨遵形神共养、养神为先的原则。

此外,古代医家还非常重视精在养生保健中的重要作用,明·张介宾《类经·摄生类·上古之人春秋百岁今时之人半百而衰》曰:"盖精能生气,气能生神,营卫一身,莫大乎此。故善养生者,必宝其精,精盈则气盛,气盛则神全,神全则身健,身健则病少,神气坚强,老而益壮,皆本乎精也。"强调精是气和神的基础,保精是健康和长寿的根本。清·李用粹《证治汇补·内因门·痨瘵》谓:

"绝欲以养精,内观以养神。"清·程国彭《医学心悟·医门八法·论补法》曰:
"食补不如精补,精补不如神补。节饮食,惜精神,用药得宜,病有不痊焉者
寡。"清·沈金鳌《杂病源流犀烛·内伤外感门·色欲伤源流》曰:"养生之士,
先宝其精,精满则气壮,气壮则神旺,神旺则身健,身健而少病,内则五脏敷华,
外则肌肤润泽,容颜光彩,耳目聪明,老当益壮矣。"

　　众所周知,任何学说或理论的建立只能从某一个方面阐明某一类问题,他
不可能包罗万象,也不是万能的。气血精神辨证的命题刚刚确立,探讨才刚刚
开始,概括也不很完整,某些观点是否正确还有待于临床实践的不断检验。今
后对气血精神辨证的内涵以及功能失调、代谢紊乱与精神异常和组织结构改
变的内在联系,还有待广大中医同仁的共同探讨。

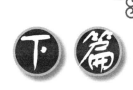

气血精神辨证在临床上的应用

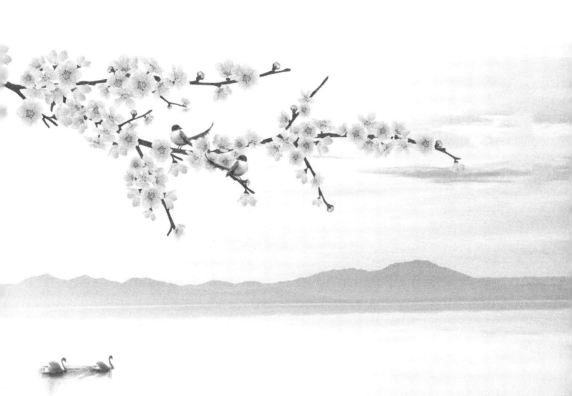

第一节 抑 郁 症

抑郁症是指以显著而持久的情绪低落、活动能力减退、思维与认知功能迟缓为主要临床特征的一类情感类精神障碍,是一种发病率、伤残率、死亡率较高的疾病。

一、发病机制及症状特征

抑郁症以持久而明显的心境低落为主,可以从闷闷不乐到悲痛欲绝,甚至发生木僵,其发病机制至今未能明确,但一般认为与神经递质、遗传、社会心理等多种因素有关。临床通常以精神状态的异常表现为核心症状。

1. 心境低落　主要表现为显著而持久的心境低落,抑郁悲观,无愉快感,自我评价低,常产生无用感、无望感、无助感和无价值感。

2. 思维缓慢　患者的思维过程缓慢、联想困难,常伴有记忆减退和集中注意力困难。

3. 意志活动减退　表现为行动缓慢,生活被动、疏懒,不想做事,不愿和周围人接触交往,丧失以往的生活热情和乐趣,兴趣索然,愉快不起来,常伴随有自杀观念和行为。

4. 精力减退或丧失　患者常感到无缘无故的疲乏、无力,常主诉精力减退、头及躯体疼痛和四肢无力,无法正常工作。

5. 睡眠障碍　主要有两个类型,一为早醒,患者入睡没有困难,但是睡后几小时即醒,醒后难以再入睡;另一类型为入睡困难,患者常伴有焦虑症状。

6. 食欲下降和性欲减退

二、病因病机

《素问·本神》曰:"心气虚则悲。"《素问·宣明五气》云:"精气并于心则喜,并于肺则悲,并于肝则忧,并于脾则畏,并于肾则恐,是谓五并,虚而相并者也。"提出了脏腑亏虚是抑郁情绪发生的内源性因素。明代张介宾《景岳全书·杂证谟·郁证》曰:"凡五气之郁则诸病皆有,此因病而郁也。至若情志之郁,则总由乎心,此因郁而病也。""又若忧郁病者,则全属大虚,本无邪实,此多以衣食之累,利害之牵,及悲忧惊恐而致郁者,总皆受郁之类。"因此,中医学认为抑郁症的发生是由于情志所伤,五脏精气不足,心神不宁所致。忧愁思虑、

121

愤懑恼怒、忧虑恐惧等情志因素是本病的致病原因,但这些情志因素是否致病,与精神刺激的强度、持续时间的长短有关,更与机体脏腑精气盛衰密切相关。

1. 悲忧伤肺,肺气郁闭,水精不布　肺主治节,通调水道,对气机升降出入和精气的布散具有重要调节作用。肺在志为忧,忧虑过极则导致肺气郁闭,通调水道失常,水精失布,聚而为痰,进一步阻遏气机,导致咽中不适如有异物梗阻,胸部闷塞胀痛,悲忧加重,出现悲观失望,意志消沉等。

2. 愁忧不解,脾意被伤　《灵枢·本神》曰:"脾愁忧而不解则伤意,意伤则悗乱,四肢不举。"脾藏意,忧愁太过且长期不能解除,就会伤意。意被伤,就会使人感到心胸苦闷烦乱,并出现手足举动无力等证候。

3. 肝精不足,疏泄失度,神魂不宁　肝主疏泄,若郁怒、忧思等情志刺激过强或过久,则肝失疏泄、条达,暗耗精血。肝体阴用阳,肝精不足,则肝之疏泄失度,故神魂不宁,喜怒无常,表现为急躁易怒,坐卧不安,夜不安寐或噩梦纷纭,见人强装笑脸,以礼相待,背人则悲泣厌世,长吁短叹,懊恼难解。

4. 思虑伤脾,脾失健运,神失所养　脾在志为思,久思多虑则耗伤脾精,脾精受损则运化无力,气血生化乏源。运化无力则食欲减退;生化乏源则无以充养五脏,而见精力明显减退,心境低落,无原因持续疲乏,对日常活动无兴趣、无愉快感。

5. 怵惕思虑,耗伤心神　心为君主之官,主藏神。人的精神意识和思维活动,虽分属于五脏,但总统于心。若所愿不遂,怵惧、惊惕、思考、焦虑太过就会伤神,神伤就会使人感到恐慌畏惧而失去主宰自身的能力,故而健忘、怔忡、不寐、早醒、夜寐不宁,并出现肌肉消瘦等证候。正如《灵枢·本神》所言:"心怵惕思虑则伤神,神伤则恐惧自失,破䐜脱肉。"

6. 肾精亏虚,脑髓不充,神明不聪　肾藏精,生髓充脑,肾精上注于脑,神志活动才能正常。若先天所藏不足或后天劳顿所伤,使肾精亏虚,失于生髓养脑,则神明不聪,思维缓慢,思考注意力下降,意志活动及性欲减退。

三、辨证论治

1. 悲忧伤肺,神明被扰

主证:精神抑郁,多疑善忧,胸部闷塞胀痛,咽中不适如有异物梗阻,舌质淡红,苔白腻,脉细滑。

治法:宣肺解忧,理气顺意。

方药:宣痹汤(《温病条辨》)加减。枇杷叶、射干、郁金、枳壳、桔梗、通草、甘草。

加减:入睡困难者,加炒栀子、淡豆豉、百合;多梦、夜寐不宁者,加远志、首乌藤、煅龙骨、煅牡蛎;忧虑日久,肺精耗伤明显者,加北沙参、熟地黄、生地黄、麦冬、天冬、百合等甘润生精之品。

2. 肝精不足,神魂不宁

主证:面色微红,性情急躁易怒,见人强装笑脸,以礼相待,背人则悲泣厌世,长吁短叹,懊恼难解,胸胁胀满疼痛,口苦咽干,心烦躁扰,坐卧不安,夜不安寐或噩梦纷纭,或头痛眩晕,耳鸣耳聋,大便秘结,小便黄赤,舌红少津,脉弦细数。

治法:滋补肝精,宁神安魂。

方药:一贯煎(《续名医类案》)合镇肝熄风汤(《医学衷中参西录》)加减。生地、北沙参、当归、枸杞子、川楝子、白芍、玄参、天冬、川牛膝、生龙骨、生牡蛎、生龟甲、生麦芽、茵陈、甘草。

加减:头痛眩晕者,加夏枯草、钩藤、生磁石、菊花;夜寐不宁者,加百合、合欢花、黄连、珍珠母;口苦咽干,胸胁胀满,大便秘结者,去枸杞子、当归,加知母、牡丹皮、瓜蒌。

3. 思虑伤脾,神失所养

主证:面色萎黄,食欲减退,倦怠无力,心境低落,对日常活动无兴趣、无愉快感,多思善疑,神思恍惚,恶人恶物,喜欢独处,舌质淡嫩,苔薄腻,脉细弱。

治法:健脾益气,养血安神。

方药:归脾汤(《重订严氏济生方》)加减。黄芪、党参、白术、当归、龙眼肉、茯神、酸枣仁、甘草、木香、远志、莲子。

加减:心情不舒,心胸郁闷,以长出气为快者,加柴胡、枳壳、郁金、佛手;头昏头晕者,加川芎、葛根。

4. 怵惕思虑,耗伤心神

主证:精神恍惚,心绪不宁,多疑易惊,悲忧善哭,喜怒无常,或时时欠伸,或手舞足蹈,入睡困难,早醒多梦,健忘怔忡,兼见五心烦热,口燥咽干,舌红少津,脉细数。

治法:补心生精,宁神定志。

方药:补心汤(《世医得效方》)加减。熟地黄、当归、黄连、阿胶、炒酸枣仁、柏子仁、首乌藤、百合、茯神、远志、玄参、党参、陈皮、五味子。

加减:若兼见遗精,加莲须、金樱子、芡实;喜怒无常者,加浮小麦、甘草、大枣;五心烦热较甚者,加知母、牡丹皮;躁扰不宁者,加珍珠母、琥珀、紫石英。

5. 肾精亏虚,神明不聪

主证:思维缓慢,思考注意力下降,意志活动及性欲减退,头晕耳鸣,目涩畏光,失眠多梦,肢体麻木,筋惕肉瞤,或手足蠕动,舌暗红少津,脉细弱或细涩。

治法:滋阴生精,补髓安神。

方药:左归丸(《景岳全书》)加减。熟地黄、山萸肉、山药、黄精、茯苓、泽泻、牡丹皮、枸杞子、桑葚、菊花、石斛、生地、百合、首乌藤。

加减:性欲减退者,加仙茅、巴戟天、淫羊藿、菟丝子;头晕耳鸣者,加生黄芪、川芎、葛根、益智仁;目涩畏光者,加石斛、密蒙花、谷精草;肢体麻木,筋惕肉瞤者,加白芍、甘草、全蝎、蜈蚣;多梦者,加远志、酸枣仁、首乌藤。

四、预防与调护

1. 抑郁症患者应有适当的户外活动,活动应以中等活动量的有氧运动为佳,如慢跑、登山等。户外活动可增加光照,呼吸新鲜空气,有利情绪的稳定。

2. 增加社会接触,培养较广泛的爱好以寄托心思。通过与多种类型的人接触、交流,可以使患者从过度的内心关注中解脱出来,有利于疾病的恢复。

3. 正确对待各种事物,避免忧思焦虑,防止情志内伤;参加集体活动,适当参加体力劳动,增强体质,是预防本病和防止复发的重要措施。

4. 食疗建议:①香橼浆:鲜香橼 1~2 个,切碎放入带盖碗中,加入等量的麦芽糖,隔水蒸数小时,以香橼稀烂为度,每服 10~15 克,早晚各 1 次,用于胸胁满胀者。②龙眼肉粥:龙眼肉 15 克,红枣 3~5 枚,粳米 60 克,洗净后同煮粥,早晚各服 1 次。用于面色萎黄,心悸气短,神思恍惚者。③杞圆膏:枸杞子、菊花、龙眼肉各等份,加水,用小火多次煎熬至枸杞子、菊花、龙眼肉无味,去渣继续煎熬成膏,每次 10~20 克,沸水冲服,用于头晕耳鸣,目涩畏光,视物昏花,失眠多梦者。

[按语] 抑郁症属于典型的"神病",其发生发展与情志因素密切相关。在抑郁症早期,气郁症状较明显时,可以使用疏肝理气、化痰活血之法暂时缓解症状,但在整个治疗过程中,要重视和把握好气、血、精、神之间的辨证关系,适时采用健脾益气、补肾生精、养心安神诸法方可取得满意效果。

第二节 阿尔茨海默病

阿尔茨海默病,即老年性痴呆,属于一组原因未明的原发性脑变性病变,起病缓慢,是以记忆力减退、认知功能障碍等逐渐加重的痴呆症状为特征的中枢神经系统变性疾病,病情呈进行性加重,在几年内丧失独立生活能力。

一、发病机制与症状特征

阿尔茨海默病的病理改变主要为皮层弥漫性脑萎缩,神经元大量减少,并可见老年斑、神经元纤维缠结、颗粒性空泡小体等病变,胆碱乙酰化酶及乙酰胆碱含量减少。本病的病因甚为复杂,多种假说虽各有其合理的一面,但并不能全面揭示其复杂而广泛的神经系统病理变化。但有两点是可以肯定的,即本病的发病与机体衰老和遗传因素密切相关。

本病的临床特征为隐袭性起病,持续进行性的智力减退,表现为:

1. 记忆障碍 记忆近事和远事的能力渐进性减弱。

2. 言语障碍 先出现语义学障碍,表现用词不当、反复说话,可有病理性赘述,也可出现阅读和书写困难,继之出现命名性失语,最终发展为胡乱发音或缄默不语。

3. 定向障碍 如常在熟悉环境或家中迷失方向,散步或外出不知回家的路,时间定向力也差。

4. 失认或失用 如不能识别物体、地点和面容;不能正确完成系列动作,不能按指令执行可以自发完成的动作。

5. 全面性智能减退 包括理解、推理判断、抽象概括和计算等认知功能障碍。思维迟钝,内容贫乏,不能进行分析归纳,说话常自相矛盾。

6. 人格改变 可以是既往人格特点的发展,或向另一极端偏离。

7. 妄想和情感障碍 有些是继发于人格改变,有的则是认知缺陷所致。妄想内容多为不系统的偷窃、被害、贫困和嫉妒。

8. 激越反应 常为应急状况下产生的继发性激越,表现突然而强烈的言语或人身攻击,发生和终止都很突然。

9. 进食、睡眠和行为障碍 常有食欲减退,睡眠节律紊乱,动作重复刻板或表现退缩。

二、病因病机

人至老年久病劳倦,脏腑之精气亏耗以及脾胃虚弱,运化无力是本病发生的重要病机。

1. 脏腑精亏,神失所养 五脏藏五神,精可化气,气能生神。老年人脏腑之精不足,则无以化气,气虚则无以生神,神失所养则见反应迟钝,静默寡言,记忆模糊,失认失算等呆傻之症;脏腑精亏气虚,固摄无力,所用不足故见流涎、遗精、遗尿、纳呆、腹胀、便溏,倦怠嗜卧,腰膝酸软;五脏之精气皆上奉于脑,滋养脑髓,五脏精气不足,髓海不充,则见头晕耳鸣,头部空痛。

2. 肾精亏虚,恐伤肾志 《素问·上古天真论》曰:"肾者主水,受五脏六腑之精而藏之。"脏腑精气不足则肾精空虚,肾精不足无以涵木,肝木疏泄太过,则急躁易怒,焦虑不安。惊恐则伤肾志,志被伤则记忆错乱,记忆力衰退,甚至还会出现腰脊转动困难,不能随意俯仰屈伸等证候。

3. 脾胃虚弱,运化不足,散精无力 老年人脾虚日久,水谷精微运化不足,脏腑精气失养,五神空虚则见呆傻之症;脾气虚弱,散精无力,水精不布则聚而为痰,痰浊闭阻脑络,神机失用,表现出哭笑无常,喃喃自语,呆若木鸡等痴傻之症。

4. 瘀血阻络,神明逆乱 老年人脏腑精气亏虚,推动乏力,血行不畅,瘀血内生。瘀血阻于脑络,神明逆乱则见善忘,易惊恐,思维异常,行为古怪,表情迟钝之症;气血运行不畅,肌肤失养则见肌肤甲错;瘀血阻于脉络则见头痛如刺或肢体麻木不遂。

三、辨证论治

1. 脏腑精亏,神明失养
主证:反应迟钝,精神呆滞,静默寡言,记忆模糊,失认失算,耳鸣耳聋,发枯齿脱,腰背酸痛,骨痿无力,步履艰难,举动不灵,流涎、遗精或遗尿,舌瘦色淡,少苔,脉沉细弱。
治法:益气生精,养心安神。
方药:补天大造丸(《医学心悟》)加减。人参、炙黄芪、炒白术、当归、炒酸枣仁、远志、酒白芍、山药、茯苓、枸杞子、熟地、紫河车、鹿角胶、龟甲胶、陈皮、炒鸡内金。
加减:腰背酸痛,骨痿无力者,加盐杜仲、桑寄生、续断、烫狗脊;大便不通者,加锁阳、肉苁蓉、黑芝麻;流涎、遗精、遗尿者加益智仁、菟丝子、桑螵蛸、海螵蛸。

2. 水不涵木,恐伤肾志

主证:急躁易怒,惊恐善忘,记忆错乱,判断错误,言行颠倒,眩晕头痛,多疑善虑,心悸不安,咽干口燥,舌质暗红少苔,脉细数或弦虚。

治法:益肾填精,柔肝定志。

方药:滋水清肝饮(《医宗己任编》)加减。熟地、当归、酒白芍、炒酸枣仁、山萸肉、茯苓、山药、柴胡、栀子、牡丹皮、泽泻。

加减:心烦不寐者,加知母、地黄、莲子心、淡豆豉;心悸不安,夜寐不宁者,加珍珠母、琥珀粉、煅龙骨、煅牡蛎;口燥咽干者,加麦冬、天冬、石斛、天花粉。

3. 脾不散精,痰浊蒙神

主证:终日无语,表情呆钝,智力衰退,口多涎沫,头重如裹,纳呆呕恶,脘腹痞满,哭笑无常,喃喃自语,呆若木鸡,舌体胖大有齿痕,苔白滑或白腻,脉濡滑。

治法:健脾散精,化痰醒神。

方药:半夏白术天麻汤(《脾胃论》)加减。黄柏、干姜、天麻、苍术、白茯苓、黄芪、泽泻、人参、炒白术、炒神曲、姜半夏、陈皮。

加减:胸闷不舒、脘腹痞满者,加柴胡、麸炒枳壳、炒鸡内金、瓜蒌;口多涎沫者,加细辛、白豆蔻、白附子;头重如裹者,加石菖蒲、远志、郁金;痰热明显者,加黄芩、炒僵蚕、浙贝母、胆南星。

4. 瘀阻脑络,神明逆乱

主证:言语不利,善忘,易惊恐,或思维异常,行为古怪,表情迟钝,或肌肤甲错或伴有肢体麻木不遂,舌暗紫或淡紫,少苔,脉细涩。

治法:益气养脑,通络开窍。

方药:补阳还五汤(《医林改错》)加减。黄芪、当归、党参、赤芍、地龙、川芎、葛根、桃仁、红花、郁金、石菖蒲、远志。

加减:肢体麻木不遂者,加乌梢蛇、穿山龙、丝瓜络、路路通;肌肤甲错者,加穿山甲、醋鳖甲、鸡血藤;伴头身困重,口多涎沫,纳呆呕恶,苔腻脉滑者,加姜半夏、瓜蒌、陈皮、胆南星。

四、预防与调护

1. 适当参加劳动,锻炼身体,生活有规律,合理膳食,心境平和,积极参加社会活动,预防机体过早衰老。

2. 在保证患者正常饮食起居及个人安全的前提下,帮助其发挥和利用所存留的生活能力,防止其各种能力的进一步退化和丧失。

3. 有肢体功能障碍者,应加强患肢护理,防止外伤及骨折;有吞咽功能障碍者,应注意进食安全,防止误吸。

4. 饮食起居方面,应注意饮食要清淡易消化而又富于营养,注意防寒保暖,同时加强身体锻炼,力求延缓病情进程。

5. 食疗建议:①三子益智蜜:枸杞子60克,覆盆子60克,菟丝子50克,益智仁50克,蜂蜜500克。将枸杞子、覆盆子、菟丝子、益智仁先煎好,将其头汁、二汁、蜂蜜倒入砂锅内,小火烧开后,用筷子不停地搅拌,一刻钟后离火,冷却装瓶。每日2次,每次10克,开水冲服或用米汤送服。用于远近无记,失认失算伴腰膝酸软,流涎、遗精、遗尿者。②夏枯草煲:夏枯草20克,瘦猪肉50克。将猪肉洗净切片与夏枯草一起,文火煲汤。每次饮汤约250毫升,每日2次。用于急躁易怒、善忘,判断错误,言行颠倒伴眩晕头痛,心烦不寐者。③双参山楂酒:人参6克、丹参30克,生山楂30克,置于瓶中,加白酒500克,浸泡半月后即成。每日服2~3次,每次10~15毫升。用于言语不利,易惊恐或思维异常,行为古怪,表情迟钝伴肌肤甲错者。

[**按语**] 阿尔茨海默病属于"神病"范畴。本病在临床上虽然可以见有神虚、神伤、伤志诸证,但以肾精亏虚,脑络失养为贯穿本病全过程的基本病理变化,在临床治疗时,应以补肾生精,通络养脑为基本治疗大法,随症再辅以活血化瘀、健脾散精、化痰醒神之法,虚实兼顾、标本兼治,方可取得良好良效。

第三节　精神分裂症

精神分裂症是一组常见的、病因不明的精神病,多起病于青壮年,常有特殊的感知、思维、情感和行为等多方面的障碍和精神活动的互不协调;一般无意识障碍;病程多迁延,易复发;慢性状态时致残率甚高;大量研究表明其发病与遗传、神经生化以及社会心理等因素有关。

一、发病机制及症状特征

本病的主要临床特征有:

1. 联想障碍　是精神分裂症的特征性症状。表现为思维联想散漫,缺乏目的性、连贯性、具体性和现实性;严重者甚至出现句与句、词与词之间无任何逻辑关系,呈破裂性思维;或出现逻辑倒错性思维;或表现为中心思想无法捉摸,缺乏实效的空洞议论(诡辩症);或病理象征性思维和语词新作。

2. 妄想　是精神分裂症的常见症状,其特点是内容离奇荒谬、缺乏系统性,具有泛化趋势,或呈原发性妄想。常见的有被害、夸大、嫉妒和钟情妄想。

3. 幻觉　较常见,以言语性幻听多见。如经常出现评论性或争论性幻听,命令性幻听及思维化声,则更具有特征性和诊断价值。

4. 情感障碍　多为情感淡漠,也常出现与客观刺激和内心体验不相称或截然相反的情绪反应,即情感不协调或情感倒错。

5. 行为障碍　可表现为行为愚蠢、幼稚、怪异;或出现紧张症状群(如缄默、刻板动作、模仿动作或木僵),或突然的、无目的的冲动行为。

6. 被动体验　内心被揭露感,被控制体验,思维被播散,思维被插入,思维被夺以及思维中断,常具有特殊的诊断价值。

7. 意志减退　较发病前明显孤僻、懒散、退缩、被动,对社交、工作和学习缺乏要求,对基本的日常活动缺乏主动性。

根据以上症状特点,本病可分型为:偏执型、青春型、紧张型、单纯型、未定型(混合型或未分化型)、分裂症残留期、分裂症衰退期、分裂后抑郁。

二、病因病机

本病属于中医学中的癫证、狂证范畴。中医学认为,本病因五志过极,七情内伤而起,或思虑不遂,或悲喜交加,或恼怒惊恐,耗气伤精,气血逆乱,阴阳失衡,故而产生癫狂。其基本病机为:

1. 五志过极,神劳伤精,精伤则神失所养　神生于气,而气生于精,神劳则精气耗伤,精气亏虚则神失所养。五神——神魄魂意志、五志——怒喜思忧恐,由脏腑精气所生,五志过极耗伤脏腑精气,脏腑精亏,功能不足,则表现为形体消瘦,皮毛枯槁,倦怠懒散,头晕乏力,月经紊乱;精气不足,神失所养,则表现为精神呆板,表情淡漠,对周围事物不感兴趣,孤僻,生活懒散,沉默少语或自语自笑,健忘,失眠,注意力不集中。

2. 七情所伤,气机逆乱,气血精运行输布失调　《素问·举痛论》:"怒则气上,喜则气缓,悲则气消,恐则气下,寒则气收,炅则气泄,惊则气乱,劳则气耗,思则气结。"七情太过则气机逆乱,气血精运行输布失常,或离经而乖乱,或瘀滞而不行。一方面,气血精运行乖乱,则可有气攻冲窜感、水流感、牵拉感、撕裂感,出现紧张症状群或突然的、无目的的冲动行为;运行瘀滞而不行,则有疼痛、憋闷感,情感淡漠,意志沉迷、孤僻、被动;另一方面,精津输布失常,或离经或停滞,久则凝聚炼灼为水饮痰浊,继而阻遏气机,蒙蔽神明,表现为身体困倦,面色晦暗,胸闷不舒,恶心呕吐,大便不爽,运动行为言语减少,表情淡漠迟钝,孤僻、懒散、退缩,错觉和感知综合障碍,思维黏滞贫乏。

3. 五志过极,神用过度,动火生风　神为阳,用神过度则阳气偏亢,阳亢则动火生风。内火动则见身热,面色潮红,行为言语增多,心率呼吸增快,小便黄赤,大便秘结;火扰神明则精神亢奋,易激惹,心烦不寐,思维松弛破裂插入或出现逻辑倒错性思维,离奇妄想,幻听幻觉,情感倒错;内风起则见震颤发抖,紧张性木僵和紧张性兴奋。

4. 脏腑之精不足,神失所藏　《素问·宣明五气》曰:"心藏神,肺藏魄,肝藏魂,脾藏意,肾藏志。"精为神之舍,脏腑之精不足,则神无所舍,受七情所扰则逆乱为病,表现为精神恍惚,或表情迟钝淡漠,或喜怒无常,或焦虑不安,或多疑善惑,或恐惧胆怯,犹豫不决,智力低下,行为愚蠢、幼稚、怪异,并呈家族遗传倾向。

三、辨证论治

1. 精气耗伤,神失所养(多见于精神分裂症单纯型)

主证:精神呆板,表情淡漠,对周围事物不感兴趣,孤僻,生活懒散,沉默少语或自语自笑,幻觉、妄想一般不明显,身体消瘦,皮毛枯槁易疲乏,心悸失眠,多梦易惊,舌质淡嫩少苔,脉细弱无力。

治法:益气填精,养心安神。

方药:益气填精汤(《医学集成》)合养心汤(《医方集解》)加减。药用黄芪、熟地、枸杞子、菟丝子、肉苁蓉、当归、党参、川芎、龙眼肉、炒酸枣仁、茯神、远志、甘草。

加减:舌暗红少苔,脉沉细数者,去龙眼肉,加百合、阿胶、黄连;胸胁满闷不舒,饮食不佳者,加柴胡、佛手、紫苏梗、炒麦芽;失眠易惊者,加珍珠母、煅龙骨、煅牡蛎。

2. 精布失调,痰蒙清窍(多见于精神分裂症紧张型和妄想型)

主证:情感淡漠,呆立不动,呈木僵状态,两目紧闭,口涎外流,面无表情,或突然兴奋,躁动不安,行为暴烈,常有毁物伤人行为,幻觉丰富,舌苔白腻或黄腻,脉弦滑或滑数。

治法:理气散精,豁痰醒神。

方药:顺气导痰汤(《医学入门》)加减。法半夏、陈皮、胆南星、天竺黄、竹茹、香附、木香、郁金、石菖蒲、远志、茯神、麝香。

加减:神思迷惘,表情呆钝,言语错乱,目瞪不瞬,舌苔白腻者,加安息香、丁香、冰片、沉香、荜茇;突然兴奋,躁动不安,行为暴烈,舌红苔黄腻,脉滑数者,加黄芩、栀子、黄连、瓜蒌、浙贝母、珍珠母、朱砂或礞石滚痰丸(《幼科金针》);神志昏乱者,用至宝丹(《太平惠民和剂局方》)清心开窍;面色晦暗,舌质紫暗,舌下络脉瘀阻者,加桃仁、红花、川芎、赤芍、水蛭、乌梢蛇。

3. 肝经郁热,火动扰神(多见于精神分裂症青春型)

主证:答问荒谬,语言内容离奇,不可理解,甚至言语思维破裂,情感喜怒无常,行为幼稚愚蠢,可有片段的幻觉和妄想,常伴有食欲、性欲亢进,较多冲动行为,舌质红,苔黄,脉弦滑数。

治法:育阴潜阳,泻火宁神。

方药:龙胆泻肝汤(《医方集解》)加减。龙胆草、夏枯草、柴胡、炒栀子、黄芩、生地、泽泻、白芍、玄参、珍珠母、生磁石、合欢皮、琥珀粉。

加减:大便秘结者,加决明子、大黄、芒硝;小便黄赤者,加淡竹叶、灯心草、白茅根;烦渴引饮者,加生石膏、知母、牡丹皮、天花粉;心烦不寐者,加朱砂、黄连、莲子心;喉中痰鸣,舌苔黄腻者,加天竺黄、胆南星、竹茹、石菖蒲、远志。

4. 阴精不足,神魂失养(多见于精神分裂症偏执型)

主证:妄闻妄见,多疑善惑,恐惧胆怯,犹豫不决,欲言不言,焦虑不安,精神恍惚,头目眩晕,眼神呆钝,舌淡苔白,脉弦细弱。

治法:养阴生精,宁神安魂。

方药:养血安神汤(《万病回春》)加减。黄芪、党参、熟地、当归、川芎、白芍、麦冬、玄参、丹参、炒酸枣仁、柏子仁、五味子。

加减:失眠多梦,易惊胆怯者,加首乌藤、煅龙骨、煅牡蛎;素体虚弱,体倦乏力,唇甲色淡者,加阿胶、酒黄精、灵芝。

四、预防与调护

1. 未发病时,适宜心理疏导,防止精神因素长期过度刺激。

2. 在经药物治疗症状改善后,可以有组织地安排精神分裂症患者适当参加劳动、娱乐和体育活动,以改善情绪,增强体质,建立信心,提高社会交往和适应环境的能力,促进病情恢复。

3. 适当的心理治疗和家庭教育：在精神症状得到有效控制后，应积极地开展心理治疗，一般以支持性心理治疗为主，目的在于使患者正确认识和对待自己的疾病，增加治疗的依从性，减少复发；家庭教育旨在帮助患者家庭成员很好地度过应激期，充分理解患者，积极面对问题。

4. 食疗建议：①龙眼肉 15 克，鸡蛋 1 只，先煮龙眼肉，出味后再加入鸡蛋，鸡蛋熟后加适量的糖服用。适用于精神分裂症单纯型即症见精神呆板，对周围事物不感兴趣，沉默少语或自语自笑，幻觉、妄想一般不明显者。②珍珠母 30 克，百合 15 克，先将珍珠母水煎取汁，去药渣，用药汁再加洗净的百合煎饮，每日 1 次；或用鲜竹叶心 30~60 克，夏枯草 15 克，槐花 10 克，煎水代茶饮。适用于精神分裂症青春型即症见言语思维破裂，情感喜怒无常，行为幼稚愚蠢，可有片段的幻觉和妄想，常伴有食欲、性欲亢进，较多冲动行为者。③夜交藤 90 克，鹿角胶 20 克，龟甲胶 20 克，红枣 2~6 枚，熬制成膏，每次服用 1~2 勺，早晚各一次。适用于精神分裂症偏执型，即症见多疑善惑，恐惧胆怯，犹豫不决，焦虑不安，精神恍惚者。

[按语] 精神分裂症多因情志不遂而致病，以神志异常为主要临床特征，是典型的"神病"。本病的病机特点是本虚标实，虚实夹杂。虚证以精气耗伤、神失所养，阴精不足、神魂失养为多见。实证以精布失调、痰蒙清窍，肝经郁热、火动扰神为多见。临床诊疗时，应该在气血精神辨证理论指导下，针对气血精神的虚实情况，斟酌选用补泻诸法。

第四节　癫　痫

癫痫发作是大脑神经元异常和过度超同步化放电，导致一过性脑功能障碍的临床表现。癫痫是一种脑部疾患，其特点是持续存在能产生癫痫发作的脑部持久性改变，并出现相应的神经生物学、认知、心理学以及社会学等方面的后果。

一、发病机制及症状特征

癫痫病因复杂，是慢性发作性神经系统疾病，由于异常放电的神经元在大脑中的部位不同而有多种多样的表现，可以是运动、感觉、精神或自主神经的，伴有或不伴有意识或警觉程度的变化。

1. 全面性发作　全面性发作时突然仆倒，不省人事，项背强直，口吐涎沫，四肢抽搐。或仅两目瞪视,呼之不应,或头部下垂,头眼偏向一侧或口中怪叫,醒后疲乏无力。

2. 部分性发作　部分性发作时可见多种形式,如口、眼、手等局部抽搐而无突然昏倒,或幻视,或呕吐、多汗,或言语障碍,或无意识的动作等。

3. 小发作　小发作多见于儿童,短暂意识丧失而无抽搐,可有动作中断,手中物件落地,点头动作,或两目直视,数秒或数分钟后可恢复,对上述症状发作后全然无知。

4. 急性起病,反复发作　起病急骤,醒后如常人,反复发作,大多有间歇性、暂时性、刻板性三个特点。

5. 多有先天因素或家族史,头部外伤、中毒、缺氧及颅内疾病史　每因惊恐、劳累、情志过极等诱发。

6. 常有发作先兆　发作前常有眩晕、胸闷、叹息等先兆。

二、病因病机

中医学认为本病的发生与多种因素相关,可分为先天因素和后天损伤。先天因素包括胎儿禀赋不足,妊娠期间情志过极及胎产失常等;后天损伤则包括六淫邪毒、情志过极、饮食失调、外伤、脑内虫等。其基本病机可概括为神明逆乱(见于癫痫大发作)和神明失养(癫痫小发作)。

1. 先天因素　受先天因素影响最为明显的是小儿癫痫。小儿癫痫的发生与其母体在妊娠期间的各种因素有关。母体或因受惊恐,或为七情所迫,或感受各种疾病,导致精气运行逆乱,伤及胎元,先天之精受损,元神失养而致生后形成癫痫。正如《素问·奇病论》曰:"病名为胎痫,此得之在母腹中时,其母有所大惊,气上而不下,精气并居,故令子发痫疾也。"

2. 情志所伤　七情是癫痫发病因素之一,其中尤以惊恐引起者居多。《素问·举痛论》曰:"恐则精却,却则上焦闭,闭则气还,还则下焦胀,故气不行矣。""惊则心无所倚,神无所归,虑无所定,故气乱矣。"气不行则精失布散,久则聚为痰浊,借风上扰,蒙蔽清窍,神明不清而逆乱作痫;气乱则精行乖乱,神失其舍而逆乱作痫。

3. 饮食不节　食不节所致癫痫,多见于小儿的"食痫"。隋代巢元方《诸病源候论·小儿杂病诸候·痫候》说:"食痫者,因乳哺不节所成。"饮食不节,过食肥甘,致使脾胃受损,运化失职,脾不散精。一方面,运化失职则湿浊内停,聚而为痰,蕴久化毒,借风上扰,神明逆乱而为痫;另一方面,脾气受损,失于散精,五脏失养,脑髓空虚,神失所养而为痫。

4. 外伤瘀血　头颅外伤后,瘀血未除,存于脑络,阻遏气机,气机不畅则脑神逆乱而为痫;日久瘀血不去则新血不生,血虚则精亏,精亏则神明失养发为痫。

5. 六淫邪毒　六淫邪毒不是导致癫痫的主因,只是一个诱因。感受外邪,可以引动内风痰浊,风痰上逆,扰乱神明而成痫。

三、辨证论治

1. 气机失常,风痰扰神

主证:多有明显惊恐史。发时神情呆滞,目瞪如愚,或呷嘴、舔唇、咀嚼、吞咽,或寻衣捻物,或错语独行,或莫名伤悲,或妄见妄闻,或鼻闻焦臭,或气上冲胸,恶心、胸闷、心慌等。甚者继而昏仆,目睛上视,口吐白沫,手足搐搦,喉中痰鸣或口吐涎沫,移时苏醒,头昏如蒙。平素情志抑郁,静而少言,或神情呆钝,智能减退,胸部闷塞,胁肋胀满。舌质淡红,苔白腻,脉弦滑。

治法:理气豁痰,开窍醒神。

方药:定痫丸(《医学心悟》)加减。竹沥、胆南星、川贝母、陈皮、姜半夏、天麻、全蝎、僵蚕、石菖蒲、远志、茯神、琥珀粉。

加减:抽搐者,加钩藤、蜈蚣;气上冲胸者,加沉香、降香、旋覆花;胸闷如塞,胁肋胀满者,加瓜蒌、檀香、炒枳壳;头昏如蒙者,加冰片、安息香;平素食少纳差者,加焦山楂、炒麦芽、炒鸡内金、佛手。

2. 浊毒上扰,神明逆乱

主证:多有饮食失节、饮食偏嗜史。发时或咀嚼、吞咽,或寻衣捻物,或视物颠倒,或狂乱无知,狂言妄走,或卒然仆倒,不省人事,四肢强痉拘挛,口中有声,口吐白沫,烦躁不安,气高息粗,痰鸣辘辘。平素急躁易怒,面红目赤,头痛失眠,口臭口苦,溲赤便干,或咳痰黏稠,舌质红,苔黄腻,脉弦滑。

治法:通腑泄浊,清热宁神。

方药:龙胆泻肝汤(《医方集解》)合涤痰汤(《奇效良方》)加减。龙胆草、栀子、黄芩、泽泻、车前子、生地黄、柴胡、瓜蒌子、浙贝母、清半夏、胆南星、化橘红、枳实、石菖蒲、竹茹。

加减:大便秘结者,加牛蒡子、决明子、大黄;四肢强痉拘挛者,加羚羊角、钩藤、菊花;烦躁不安,急躁易怒者,加牛黄、夏枯草、生磁石;头痛失眠者,加全蝎、蜈蚣、珍珠母、黄连;痰鸣辘辘,咳痰黏稠,苔黄厚腻者,加青礞石、蛤壳、海浮石。

3. 瘀阻脑络,神明被扰

主证:多有跌仆损伤史。发时或咀嚼、吞咽,或寻衣捻物,或口角、眼角、肢体抽搐,颜面口唇青紫,或卒然昏仆,肢体抽搐。缓解期兼见头部或胸胁刺痛,肢体麻木,精神恍惚,健忘、心悸、寐多恶梦。舌质紫暗或瘀点、瘀斑,脉弦或涩。

治法:通窍活血,宁神定志。

方药:通窍活血汤(《医林改错》)合补阳还五汤(《医林改错》)加减。桃仁、红花、川芎、赤芍、丹参、当归、鸡血藤、麝香、乳香、没药、三七、黄芪、全蝎、地龙。

加减:兼痰浊,舌苔白腻者,加远志、石菖蒲、炒僵蚕;心悸眠差,多噩梦者,加远志、炒酸枣仁、首乌藤、琥珀、生磁石;倦怠乏力,精神恍惚,健忘者为新血不生,精亏神虚之证,除活血通络外,可酌加熟地黄、枸杞子、益智仁等益精生髓之品。

4. 胎元受损,元神失养

主证:多见于小儿,母体孕期多有惊吓史、疾病史或不良用药史。癫痫频作,发作时神思恍惚,或咀嚼、吞咽,或寻衣捻物,或言语謇涩,或妄见妄闻,手指蠕动,甚则卒然昏仆,肢体抽搐。平素神疲乏力,面色无华,耳轮焦干,夜寐不宁,注意力不集中,智力和发育均低于常人。舌体瘦,舌暗红少苔,脉沉细弱或细数。

治法:培元固本,生精养神。

方药:大补元煎(《景岳全书》)合大定风珠(《温病条辨》)加减。黄芪、熟地、山萸肉、枸杞子、当归、杜仲、太子参、怀牛膝、麦冬、败龟甲、煅牡蛎、醋鳖甲、阿胶、白芍、甘草、陈皮、焦山楂。

加减:手足蠕动者,加地龙、僵蚕、全蝎;大便干燥者,加肉苁蓉、桑葚、锁阳、黄精;夜寐不宁者,加首乌藤、百合、远志、炒酸枣仁;发育迟缓,智力低下者,加益智仁、紫河车、鹿角胶、菟丝子。

5. 脾不散精,神失所养

主证:多有饮食不节史。痫病久发不愈,发则神情恍惚,或咀嚼、吞咽,或寻衣捻物,口眼眴动,或颈软头垂,或手足蠕动,或卒然仆倒,抽搐无力,或两目瞪视,或口吐白沫,口噤目闭,二便自遗。平素可见身体瘦弱,神疲乏力,面色无华,眩晕时作,食欲不佳,大便溏薄。舌质淡,苔白或白腻,脉细弱或细滑。

治法:健脾散精,养心安神。

方药:归脾汤(《重订严氏济生方》)加减。黄芪、党参、茯苓、陈皮、炒白术、炙甘草、当归、川芎、姜半夏、熟地黄、远志、龙眼肉、炒酸枣仁、醋五味子。

加减:食欲不佳,舌苔白腻者,加炒谷芽、砂仁、炒鸡内金;大便溏薄者,去炒酸枣仁,加炒白扁豆、山药、莲子;头晕健忘者,加益智仁、红景天;二便自遗者,加芡实、桑螵蛸、海螵蛸。

四、预防和调护

1. 应积极寻找诱发因素,并尽量避免、防止诱发本病的发作,但不能过分困扰自己,保持最小的精神压力。

2. 要坚持正规、长期、合理用药,防止本病进一步发展为厥证、脱证、痴呆等病证。

3. 起居有常,劳逸适度,保证充足的睡眠,避免过度疲劳。

4. 饮食宜清淡有节,结构合理,忌食辛辣刺激及油腻肥甘之品。

5. 患者应注意不宜从事高空、驾驶及水上工作,亦应注意远离火源、水源、电源,避免意外。外出时以二人同行为宜,以免突然发病时发生危险。

6. 癫痫发作时,对于全面性强直-痉挛发作的患者,应尽快移开周围可能对患者造成伤害的东西,或将患者放置于安全位置以免患者受到伤害,但不要强行移动患者,除非患者处于危险之中;癫痫发作时,应注意保持患者的呼吸道通畅,可用软垫等物品保护患者头部但不要在患者口腔或牙齿之间强行塞放木筷、勺子等;不要强行限制发作,如在肢体抽搐时,不能将肢体用力按压或屈曲,这样有可能造成意外伤害;不能在患者完全恢复之前给予进食或饮水。

7. 日常食疗建议:①粳米100克,核桃仁25克,干百合10克,黑芝麻20克。粳米用水淘净,与核桃仁、干百合、黑芝麻一起放入砂锅中,加水用小火炖煮,熟透成粥即可,每食适量。适用于胎元受损,元神失养,症见面色无华,耳轮焦干,夜寐不宁,注意力不集中,智力和发育均低于常人者。②天麻竹沥粥:天麻10克,粳米100克,竹沥30克,白糖适量。将天麻浸软,切成薄片,与粳米加水煮粥,调入竹沥、白糖即成,将粥及天麻片在1天内分2次服用。适用于有惊恐史,风痰扰神,症见神情呆钝,头晕恶心,痰多胸闷,胁肋胀满,苔白腻者。③夏枯草20克,化橘红15克,草决明15克,三药同煎代茶饮。适用于浊毒扰神,症见急躁易怒,面红目赤,口臭口苦,痰黄黏稠,溲赤便干者。④益智仁10克,白茯苓20克,粳米100克,加水煮成稀粥,即可服用。适用于脾胃受损,脾不散精,神失所养,症见身体瘦弱,神疲乏力,面色无华,眩晕时作,食欲不佳,大便溏薄者。⑤川芎 50 克、全蝎 5 克、蜈蚣 5 条、丹参 50 克,用 56 度白酒 550~1100ml 浸泡 15 天,配制成 10%~20% 的川芎丹参酒,每次服用 30ml,每日服用 2 次,适用于有跌仆损伤史,瘀血阻络,症见面色晦暗,头部或胸胁刺痛,肢体麻木或抽动者。

[**按语**] 癫痫属于虚实夹杂的"神病"。一般说来,频繁的癫痫大发作以邪盛为主,为邪盛扰神,神明逆乱的表现;癫痫小发作以正虚为主,为精气亏虚,神明失养的表现。对频繁癫痫大发作的治疗应以祛邪为主,根据病邪性质不同可采用理气、逐痰、息风、通腑、清热、活血等方法,从而达到宁神止痫的目的;对癫痫小发作的治疗则应以扶正为主,气能生神,精足则神旺,可根据其虚损的病因分别采用培元固本、养血生精、健脾散精等方法以达到养神止痫的效果。

第五节　脑　梗　死

脑梗死是指脑部供血中断,又无充分的侧支循环代偿供血时导致脑组织缺血和缺氧性坏死和脑软化,而产生的神经系统症状群。一般包括动脉粥样硬化血栓形成性脑梗死和血栓栓塞性脑梗死,而不包括全脑性缺血和缺氧性坏死,如窒息、心跳和呼吸暂停引起的全脑病损。

一、发病机制及症状特征

脑梗死的发生除与年龄、性别、种族、家族史等不可干预的因素有关外,还与高血压、心脏病、糖尿病、高脂血症以及吸烟史等高危因素密切相关。根据发病原因不同,脑梗死可分为:动脉粥样硬化性血栓性脑梗死、脑栓塞、腔隙性梗死及无症状性脑梗死。

脑梗死主要的临床特征可区分为前循环和后循环,或称颈动脉系统和椎-基底动脉系统的症状。具体临床表现和受累血管的部位、范围、次数、原发病因和侧支循环以及患者的年龄和伴发疾病等诸多因素有关。

1. 动脉粥样硬化性血栓性脑梗死　多与脑动脉粥样硬化有关,常于安静状态下发病,发病较缓慢,多逐渐进展或呈阶段性进行,一般发病后 1~2 天内意识清楚或轻度障碍,有颈动脉系统和/或椎-基底动脉系统症状和体征,包括病变对侧偏身肢体瘫痪或感觉障碍,不同程度失语、失用,认知障碍或偏盲,近记忆力下降,眩晕、复视、吞咽困难,双侧运动不能,交叉性感觉及运动障碍,共济失调,严重者可出现意识障碍。

2. 脑栓塞　栓子的来源可为心源性和非心源性,也可同时伴有其他脏器、皮肤、黏膜等栓塞症状,多为急骤发病,多无前驱症状,一般意识清楚或有短暂性意识障碍,有颈动脉系统或椎-基底动脉系统症状和体征,包括病变对侧偏身肢体瘫痪或感觉障碍,不同程度失语、失用,认知障碍和或偏盲,近记忆力下降,眩晕、复视,吞咽困难,双侧运动不能,交叉性感觉及运动障碍,共济失调等。

3. 腔隙性梗死　发病多由高血压动脉硬化引起,呈急性或亚急性起病,多无意识障碍,临床症状不严重,预后良好,但多次发生腔隙梗死而产生的多发性腔隙梗死或称腔隙状态可导致假性球麻痹和血管性认知功能障碍。腔隙性梗死的表现至少有 20 种临床综合征,但以下列四型为最常见:

(1)纯运动性轻偏瘫:临床表现为一侧轻偏瘫或偏瘫,主要累及面及上肢,下肢受累很轻,可伴有轻度构音障碍,但不伴失语、失用或失认,没有感觉、视野或高级皮质神经功能障碍。

(2)纯感觉性卒中:临床表现为偏身麻木,感觉异常,累及面、上肢、躯干和下肢,主观感觉障碍比客观发现的感觉障碍要重。

(3)共济失调性偏轻瘫:临床表现为病变对侧下肢为主的轻瘫,并伴有瘫痪同侧上下肢的共济失调、足跖反射伸性,但无构音障碍,面肌受累罕见。

(4)构音障碍-手笨拙综合征:临床特征是核上性面肌无力,伸舌偏斜,构音障碍,吞咽困难,手精细运动控制障碍和足跖反射伸性。

4. 无症状性脑梗死　为无任何脑及视网膜症状的血管性疾病,仅为影像学所证实,可视具体情况决定是否作为临床诊断。

二、病因病机

脑为髓海,精气所化生,有九宫百节之结构,为元神之府,五脏之精血,六腑之清气皆上于脑,濡养元神。若因年老体衰,久病劳倦,情志过极,饮食不节,致使机体精、气、血或化生不足,或运行不畅,或运行乖乱,则必将伤及髓海,损及元神而发为本病。神为一身之统帅,元神受损则气、血、精、津化生、运行失司,致使脏腑之用恢复不利,甚或日渐失用,故而本病在恢复期其运动、感觉、语言、认知障碍等诸症仍然存在,恢复缓慢,甚至伴随终身。尤其是病前就已脏腑精气亏虚,血脉髓海不充之人,病后更是每见呆痴之证。

本病的病性为本虚标实,标实证为风、火、痰、瘀,本虚为脏腑精气亏虚,脉络失营,元神受损。其基本病机如下:

1. 情志过极,气机失调　思则气结,且思为脾志,忧思过极,则气滞不行,脾气不运。气滞则血瘀,阻于脉络;脾气不运,则水谷精微停聚于中焦而不散,久而凝炼成痰,无处不达,阻于血脉脑络,或单独为病,或与血瘀互相交阻为病。《素问·生气通天论》曰:"阳气者,大怒则形气绝,而血菀于上,使人薄厥。"怒则气上,而怒为肝志,肝为藏血之脏,故暴怒则气血并逆,上行而郁积头部,脉络不通,故出现卒然厥逆、头痛、眩仆的昏厥重症,因此而为病者,病情多紧急危重。

2. 饮食失节,脾胃受损,水精不布,凝炼成痰　嗜食肥甘厚味,辛香炙烤之物,或饮酒过度,以致脾胃受损,失于运化散精,终致水精不散,停聚中焦而成痰,痰浊壅滞脉络,上蒙脑窍而为病。

3. 体衰久病,阴精亏耗,脉络失营,脑髓不充　年老体衰或久病劳倦,耗伤脏腑精血,亦或因脾虚日久,水谷精微布散不足,导致脏腑失养。脏腑精虚,无以充养血脉脑髓,导致脉络失营,脑髓空虚。脉络失营,则见偏身麻木,感觉异常,构音障碍,复视,吞咽困难,精细运动控制障碍,久则肢体拘挛,偏枯或麻木不仁;脑髓空虚,则见近记忆力下降,言语迟钝,眩晕,甚或可见呆痴之症。

4. 脏腑气虚,推动乏力,血行不畅,精布失调　平素体弱或久病体虚,或因气血郁积于上而虚于下,或因脾虚日久,水谷精微布散不足,导致脏腑精亏气虚,推动乏力,血行不畅,瘀滞脑络,加之精气不足,脑髓不充,致病证虚实夹杂,半身不遂,口舌㖞斜等症缠绵难愈。肺脾气虚,无力布散水精,精布失调,恣意流溢,则见自汗出,口角流涎,手足肿胀;心气亏虚,心神不宁,则见心悸怔忡,夜寐不宁;肾气亏虚,精关不固则见腰膝酸软,遗精,二便失禁。

此外,气候骤变、烦劳过度、用力不当等均可诱发或加重本病。

三、辨证论治

1. 暴怒气逆,血菀神昏

主证:暴怒后突发半身不遂,口舌㖞斜,言语謇涩或不语,肢体强痉拘急,甚则突然昏仆,不省人事,或见抽搐,两目直视,面红目赤,项背身热,躁扰不宁。眩晕头胀痛,口苦咽干,便秘尿黄。舌质红或绛,苔黄燥或腻,脉弦滑数。

治法:镇肝息风,泻热醒神。

方药:羚羊角汤(《医醇賸义》)合镇肝熄风汤(《医学衷中参西录》)加减。

羚羊角、生地、生白芍、菊花、牡丹皮、柴胡、薄荷、夏枯草、生石决明、川牛膝、生赭石、生龙骨、生牡蛎、生龟甲、玄参、天冬、川楝子、生麦芽、茵陈、甘草。

加减:项背身热,躁扰不宁者,加栀子、黄芩、朱砂、黄连、龙胆草;肢体强痉拘急,甚或抽搐者,加全蝎、蜈蚣、钩藤、炒僵蚕;大便秘结不通者,加大黄、枳实、决明子、生槟榔;痰盛,见鼻鼾痰鸣,言语不利较重者,加竹茹、天竺黄、胆南星、半夏、瓜蒌、浙贝母;不省人事者,加牛黄、郁金、冰片、远志、石菖蒲。亦可配合安宫牛黄丸(《温病条辨》)使用。

2. 痰凝精淤,蒙蔽神明

主证:多有长期饮食失节或忧思过极史。于气候骤变或烦劳过度后突发半身不遂,口舌㖞斜,言语謇涩或不语,或突然昏仆,不省人事,痰涎涌盛,面白唇暗,静卧不烦,四肢不温,甚则逆冷。舌质黯淡,苔白腻,脉弦细滑或细涩。

治法:理气散精,豁痰醒神。

方药:涤痰汤(《奇效良方》)加减。人参、半夏、陈皮、茯苓、甘草、枳实、胆南星、石菖蒲、竹茹、化橘红。可配合局方至宝丸(《太平惠民和剂局方》)或苏合香丸(《太平惠民和剂局方》)使用。

加减:因气候骤变突发舌强不能语,口目不正,四肢逆冷者,加麻黄、桂枝、炒苦杏仁、芍药;言语謇涩者加白附子、远志、炒僵蚕、天麻、全蝎;痰多质黏,舌苔黄腻者,加栀子、黄芩、瓜蒌、浙贝母、天竺黄、海蛤壳;痰瘀互结,见舌质紫黯或有瘀点、瘀斑、脉涩者,加地龙、丝瓜络、丹参、川芎。

3. 精髓亏虚,脉络失营

主证:偏身麻木,感觉异常或减退,复视,吞咽困难,手精细运动控制障碍,肢体拘急,构音障碍,言语迟钝,言语謇涩或不语,感觉减退或消失,甚或麻木不仁。头晕耳鸣,近记忆力下降,重者可见呆痴之症,失眠多梦。舌体瘦,舌质暗红,少苔或光剥无苔,脉弦细或细弱。

治法:益精填髓,养血营络。

方药:度世丹(《遵生八笺》)加减。熟地黄、山萸肉、枸杞子、菊花、远志、石菖蒲、巴戟天、覆盆子、炒白术、肉苁蓉、续断、菟丝子、怀牛膝、细辛、地骨皮。

加减:五心烦热者,加知母、牡丹皮、生地;失眠多梦者,加百合、首乌藤、炒酸枣仁;肢体麻木者,加生黄芪、川芎、葛根、穿山龙、乌梢蛇;近记忆力下降,见呆痴之症者,加益智仁、鹿角胶、龟甲胶、焦山楂、陈皮。

4. 气虚血瘀,精布失调

主证:半身不遂,口舌㖞斜,言语謇涩或不语,感觉减退或消失,面色㿠白,气短乏力,偏身麻木,手足肿胀,心悸自汗,腰膝酸软,遗精,二便失禁。舌质黯淡,或有瘀斑,苔薄白或白腻,脉细缓或细涩。

治法:益气散精,活血通络。

方药:补阳还五汤(《医林改错》)合理饮汤(《医学衷中参西录》)加减。生黄芪、党参、炒白术、桂枝、干姜、茯苓、厚朴、橘红、白芍、甘草、桃仁、红花、当归、地龙、川芎。

加减:口角流涎,自汗者,加益智仁、醋五味子、白果仁;手足肿胀者,加灵芝、木瓜、王不留行、路路通;腰膝酸软,下肢无力者,加熟地黄、山萸肉、盐杜仲、桑寄生;遗精,二便失禁者,加桑螵蛸、海螵蛸、芡实。

四、预防与调护

1. 急性期病情极不稳定,短时间内可出现各种变证,故应密切观察病情,掌握疾病动态,重点注意神志、瞳神、气息、脉象等变化,并采取相应的治疗措施。

2. 预防并发症:做到勤翻身,保持衣物、床单干燥平整,积极按摩受压皮肤,改善血液循环,可使用防褥疮床垫,防止褥疮的发生;鼓励患者咳痰,或勤吸痰,保持呼吸道通畅,防止肺部感染、口腔感染等;进食应以流质为主,进食宜慢,以防呛咳,甚至窒息;注意会阴部卫生以防感染,导尿并停留导尿管的患者应积极进行膀胱冲洗,防止尿路感染。

3. 积极进行康复护理:早期多以被动运动为主,并进行肢体按摩,之后以自主运动为主,对言语謇涩或失语患者,应导引语言训练。康复护理应做到耐心和循序渐进,可配合针灸、推拿、按摩、拔火罐等综合治疗方式。

4. 从预防角度而言,中老年人应做到慎起居、调情志、控饮食:应重视适量的体育锻炼,如太极、气功、散步等,使气机宣畅,血脉畅通;保持心情舒畅和情绪稳定,避免精神刺激;饮食要均衡,在多食瓜果蔬菜,保持大便通畅的同时,应重视优质蛋白的摄入,避免过食肥甘厚味及嗜烟酗酒。

5. 重视先兆症状:中老年人,若经常出现一过性头晕,肢麻肉惕等缺血性先兆症状者,应引起重视,及早诊治。

6. 本病有明显的复发倾向,且复发时病情往往较重,对已有脑卒中既往史的患者,应加强预防调摄,积极排除诱因,调畅气血,培元养神。

7. 食疗建议:①天麻钩藤汤冲藕粉:天麻9克,钩藤12克,石决明15克,藕粉20克,白糖适量。将天麻、钩藤、石决明用干净的白布(或纱布)包好,放入适量清水煎煮后去渣,然后用热汤冲熟藕粉,加入适量白糖即可食用。适用于高血压眩晕者。②石菖蒲 10 克、远志 10 克、丝瓜络 6 克、陈皮 10 克、三七 6克,煎汤早晚分服。适用于脑梗后头昏嗜睡,意识不清者。③天麻炖甲鱼:甲鱼 1 只(约 450 克),天麻片 15 克。用沸水将甲鱼稍烫一下后,刮去表面泥膜,挖净体内黄油。用甲鱼胆在甲鱼壳背上涂 1 周,腹盖向上置于容器中,再将天麻片、葱、姜覆盖其上,加黄酒适量后,容器加盖,隔水炖 1.5~2 小时。根据食者的喜好,用麻油或调制蒜泥等调味汁水,蘸食新炖熟的天麻及甲鱼,并喝汤。适用于高血压动脉硬化及腔隙性脑梗死恢复期患者。④灵芝丹参粥:灵芝 10克,丹参 15 克,粳米 60 克,白糖适量。将灵芝、丹参切片或打碎,与粳米(洗净)同入砂锅煮粥,粥熟后放入白糖调匀,每日 2 次,早晚服。适用于脑梗恢复期症见手足肿胀,乏力心悸,流涎自汗者。

[按语] 本病病人"神"的变化与病势的顺逆密切相关。如起病时神清,而逐渐意识昏蒙者,病势为逆;如发病即神昏,治疗后意识逐渐转清,则病势为顺;或虽见神昏,而正气未衰,瞳神正常,呼吸均匀,脉象实而有力,则尚有转机之势;若昏聩不知,瞳神异常,出现呃逆、呕血、抽搐、高热等变证,则病势凶险,难以救治。此外,近年的临床实践表明,无论是哪一种类型的脑梗死,在发病早期,酌情服用安宫牛黄丸(《温病条辨》),对脑功能和肢体功能的恢复均有明显效果。

第六节　甲状腺功能亢进症

甲状腺功能亢进症指由于甲状腺内或甲状腺外的多种病因引起的甲状腺高功能状态,产生过量甲状腺激素,进入循环血中,作用于全身的组织和器官,造成机体的神经、循环、消化等各系统兴奋性增高和代谢亢进为主要表现的临床综合征。常见的病因为 Graves 病、毒性结节性甲状腺肿、甲状腺自主高功能性腺瘤、垂体促甲状腺激素瘤等。

一、发病机制及症状特征

本病的发病是由多种原因所致,不同原因产生甲亢的机制也不相同。

1. 毒性弥漫性甲状腺肿　又称 Graves 病。目前认为它是一种原因还不完全清楚的自身免疫性疾病,与遗传、感染、应激、精神因素和性腺激素等的变化密切相关。

2. 毒性结节性甲状腺肿　通常认为,甲状腺结节具有结构上和功能上的异质性和功能的自主性,病变常常持续一段时间,自主功能的程度逐渐增加,使病情从无毒相(功能正常)逐渐向有毒相(功能亢进)转换。

3. 慢性淋巴细胞性甲状腺炎　又称桥本甲状腺炎,引起甲亢的原因可能是在有炎症时,由于病变对甲状腺腺体的破坏,使甲状腺激素释放过多,也可能同时存在有兴奋甲状腺的受体抗体,刺激那些尚未受炎症破坏的腺体组织,因而 T_3、T_4 分泌增多。

4. 碘引起的甲亢　又称 Jod-Basedow 病、碘甲亢,其发病确切机制还不完全清楚。

5. 高代谢与高交感神经兴奋症候群　畏热、多汗、多食易饥、体重减轻、乏力、心悸、便次增加。并发甲状腺功能亢进性心脏病时出现心房颤动等心律失常,甚至心脏扩大和心力衰竭等症状。

6. 甲状腺体征　常呈弥漫性、对称性肿大,质地呈轻或中度硬,有时可触及震颤,可闻及血管杂音。少数患者甲状腺肿大不明显。

7. 眼征　Graves 病可伴浸润性或非浸润性突眼,浸润性者可有畏光、流泪、复视、眼球明显突出、眼睑和球结膜充血、水肿、眼球活动障碍、角膜溃疡、失明等;非浸润性突眼者仅有交感神经兴奋所致的上眼睑挛缩、眼裂增宽、瞬目减少、惊恐眼神等。

8. 神经系统症候群　患者易激动、精神过敏,舌和二手平举向前伸出时有细震颤,多言多动,失眠紧张,思想不集中,焦虑烦躁,多猜疑等,有时出现幻觉,甚至亚躁狂症,但也有寡言、抑郁者,患者腱反射活跃,反射时间缩短。

二、病因病机

神为形之主,神伤则形无所主,久之则形神两伤。本病多因情志因素诱发,为神伤而致病,其基本病机为情志过极,气血精津运行布散失调;五志不遂,神用过度,消烁脏腑阴精。具体如下:

1. 悲忧过极,肺气郁闭,精失布散　肺在志为忧,悲忧过极则导致肺气郁闭,通调水道失常,精布不利,聚而为痰,壅于上焦,进一步阻遏气机,导致颈前结块肿大,颈部憋胀,吞咽不爽,喉间有痰,胸部闷塞胀痛。气郁久而化火则见性急易怒,焦虑不安,心悸失眠,易出汗,多食善饥。

2. 思虑太过,脾不散精　脾在志为思,思虑过度则脾运失职,精布失调,停而为湿,久则凝炼成痰,流注颈间聚为痰核而致病。

3. 五志不遂,神用过极,消烁阴精　神气为阳,用神过度则阳气偏亢,消烁阴精。心神不遂,神用过极则心精受损,故血脉不畅,神明受扰而见心悸胸闷,失眠多梦,甚则妄语;肝魂不遂,神用过极则肝精受损。肝精不足,肝用太过,动火生风故性急易怒,指舌颤动;脾意不遂,神用过极则运化失度,多食善饥而消瘦;肺魄不遂,神用过极则耗伤肺精,肺精不足故见皮肤干燥、粗糙,毛发枯槁稀疏,发热气促,口干咽燥。肾志不遂,神用过极则消烁肾精,故见头晕耳鸣,记忆力减退,骨软痿弱,腰膝酸软,男子不育,女子不孕。五脏阴精耗伤,阴火上迫目系则见眼球突出,复视,视力下降甚则失明。

三、辨证论治

1. 思忧过极,气郁痰结

主证:心情焦虑不安,心悸,失眠,易出汗,多食善饥而消瘦,颈前结块肿大,弥漫对称,肿块光滑、柔软,性急易怒,胸闷胁痛,颈部憋胀,吞咽不爽,喉间有痰,女性月经不调,舌尖红,苔白腻,脉弦滑或弦数有力。

治法:疏肝理气,散精化痰。

方药:宣痹汤(《温病条辨》)合温胆汤(《外台秘要》)加减。枇杷叶、射干、郁金、枳壳、桔梗、通草、甘草、半夏、陈皮、茯苓、竹茹。

加减:胸闷、发憋较甚者加柴胡、瓜蒌、檀香;瘿肿憋胀、吞咽不利者,加玄参、天花粉、生牡蛎、浙贝母、猫爪草;气郁化火,舌红苔黄腻,脉弦数有力者,加牛黄、生地、栀子、黄芩、泽泻。

2. 五志不遂,消烁阴精

主证:颈前轻度肿大或不肿大,神疲乏力,失眠多梦,口干咽燥,气促多汗,心悸少寐,面色潮红,腰膝酸软,下肢浮肿,指舌颤动,舌红,苔白少津,脉细数。

治法:益气生精,化痰散结。

方药:百合固金汤(《慎斋遗书》)合当归六黄汤(《兰室秘藏》)加减。黄芪、熟地、生地、当归、白芍、甘草、桔梗、玄参、川贝、麦冬、百合、黄芩、黄连、黄柏。

加减:失眠多梦者,加首乌藤、煅龙骨、煅牡蛎;指舌颤动明显者,加钩藤、鳖甲、全蝎、蜈蚣;眼球突出、视物不清者,加菊花、女贞子、石斛、密蒙花;下肢浮肿者,加木瓜、川牛膝、益母草。

3. 精虚阳亢,上扰神明

主证:心悸而烦,发热多汗,性急易怒,口干不欲饮,消谷善饥,形体消瘦,头晕目眩,指舌颤动,颈前肿大,目突如脱,舌质红,苔少,脉弦细数。

治法:滋阴生精,潜阳宁神。

方药:镇肝熄风汤(《医学衷中参西录》)合知柏地黄汤(《医宗金鉴》)加减。怀牛膝、生赭石、生龙骨、生牡蛎、生龟甲、白芍、玄参、天冬、川楝子、生麦芽、茵陈、甘草、知母、黄柏、熟地黄、山药、茯神、泽泻、牡丹皮。

加减:消谷善饥者,加生地、黄连;头晕目眩者,加天麻、钩藤;颈前肿大者,加醋鳖甲、瓜蒌、浙贝母;指舌颤动较甚者,加僵蚕、全蝎、蜈蚣;心悸者,加珍珠母、远志、炒酸枣仁。

4. 久病入络,痰瘀互结

主证:颈前肿块经久不消,按之较硬或有结节,胸闷憋气,眼球突出,心烦善怒,喉间有痰,吞咽不爽,食少便溏,舌质紫暗或有瘀点、瘀斑,苔白厚腻,脉沉弦或沉涩。

治法:活血软坚,化痰散结。

方药:海藻玉壶汤(《外科正宗》)合复元活血汤(《医学发明》)加减。贝母、陈皮、青皮、川芎、当归、半夏、连翘、甘草、独活、柴胡、瓜蒌、红花、穿山甲、酒大黄、桃仁。

加减:面色不华、身倦乏力者,加黄芪、党参、熟地;胸闷憋气较甚者,加郁金、枳壳、瓜蒌;肿块坚硬,移动性小甚或不可移者加半枝莲、白花蛇舌草、猫爪草、生牡蛎、醋鳖甲。

四、预防与调护

1. 避免劳累,注意休息,减少摄入高碘食物。

2. 注意调节情绪,平衡心态,保持好心情。

3. 浸润性突眼的患者应注意保护眼睛,采取高枕卧位,限制食盐可以减轻水肿,外出时戴有色眼镜,睡前戴眼罩可以减少灰尘刺激,必要时可使用抗生素眼膏。

4. 食疗建议:①清心百合饮:鲜生地 50 克(干者 30 克),川贝 6 克,麦冬 15 克,鲜百合 50 克(干者 30 克),合欢花 15 克。以上五药洗净同煎,代茶饮,饮时可加冰糖适量。适用于颈前轻度肿大或不肿大,失眠多梦,口干咽燥,气促多汗者。②川贝丹参汤:川贝 6 克,丹参 15 克,冬瓜 30 克,盐适量。将川贝、丹参煎汤,去渣留汁,加入冬瓜同煮,冬瓜熟后加入盐适量即可。适用于颈前肿块经久不消,按之较硬或有结节,胸闷憋气,喉间有痰,吞咽不爽者。

[**按语**] 形为神之宅,神为形之主,形病则神伤,神病则形亦损。甲状腺功能亢进症的发生与持续的不良情绪刺激密切相关。在传统八纲辨证基础上结合气血精神辨证和气血脉形辨证对本病进行论治,不仅可以明晰临床思路及遣方用药规律,而且能够较好地判断疾病的转归和预后。

第七节　经前期综合证

经前期综合征是指妇女在月经前反复周期性出现躯体、精神以及行为方面改变的症状,如头痛头晕,乳房胀痛,身痛,全身乏力,紧张,压抑或易怒,烦躁失眠,水肿,泄泻,口腔溃疡,痤疮,皮疹等,严重者影响生活质量。这些症状可单独出现,也可两、三症同时并见,以经前 2~3 天最明显,经后即自然消失。

一、发病机制及症状特征

本病病因及发病机制未完全明了,尚处在假说阶段,可能与内分泌因素、精神因素有关。目前认为孕酮产生不足,雌激素相对过多而水钠潴留,或 β 内啡肽释放异常使丘脑下部-垂体-卵巢-子宫轴的调节功能紊乱,或维生素 B_6 缺乏,均可引发本病。

主要临床特征为:

1. 年龄特点　多见于 25~45 岁妇女,伴随月经周期性发作,症状出现在月经前 7~14 天,经前 2~3 天症状明显加重,月经来潮后症状明显减轻或消失。

2. 精神症状　主要是情绪、意识及行为方面的改变。如经前全身乏力,易疲劳,困倦,情绪淡漠,孤独,抑郁不乐,焦虑,忧伤,注意力不集中,判断力差,甚至偏执妄想,有的则精神紧张,烦躁,遇事挑剔,易怒,乃至争吵,哭闹,不能控制。

3. 神经系统症状　如潮热,汗出,头痛,眩晕,心悸等。

4. 代谢紊乱症状　多表现为由于代谢紊乱导致的水钠潴留症状,常见体重增加,颜面、眼睑、手指、足背等体表水肿。若水肿发生在内脏及盆腔器官,可有腹胀腹泻,恶心呕吐,尿频,盆腔坠胀,腰骶疼痛等症;若颅内水肿,可见持续性头痛,常呈双侧性,个别为偏头痛。

5. 乳房胀痛　经前乳房、乳头胀痛硬痒,或有硬结,甚则疼痛可放射至腋窝及肩部,甚至不能触衣,经后痛减或消失。

6. 皮肤、黏膜症状　可见湿疹、痤疮、荨麻疹等皮肤病变,黏膜症状主要表现为口腔黏膜溃疡或阴道黏膜溃疡。

二、病因病机

中医认为,妇女以血为主为用。经孕产乳,数伤于血,使妇女长期处于朱震亨在《格致余论·阳有余阴不足论》中所谓"气常有余,血常不足"的状态,经前期及经潮时,阴血下注血海,血海由满而溢,脏腑脉络间的阴血则更为不足,此时若存在体衰劳倦、五志过极等因素影响,全身气、血、精的生化和运行布散容易出现失常状态,并影响神明而为病。

1. 血虚脉空,神失所养　素体虚弱或劳倦过度,致使气血亏耗,经前血海满则血脉空虚,血脉不充则神失所养,故见经前疲劳困倦,夜寐不宁,情绪淡漠,注意力不集中,判断力差。

2. 精虚阳亢,上扰神明　精血同源,肝所藏之血不足,日久则肾精不充。经前期及经潮时,阴血下注血海之时则肝血益虚,肾精益显不足,故见经前期腰膝酸软、足跟痛、眩晕、耳鸣、健忘;肾精不足,水不涵木则阳亢扰神,故见经前或经期头痛、眩晕,烦躁易怒,失眠多梦。

3. 思忧太过,气机不利　《灵枢·本神》曰:"愁忧者,气闭塞而不行",思虑过度则脾气结,悲忧过极则肺气郁。《素问·经脉别论》曰:"饮入于胃,游溢精气,上输于脾。脾气散精,上归于肺,通调水道,下输膀胱。"脾气郁结,肺气郁滞则精布失调,水湿流溢于膝理皮肉间,故见面目及四肢浮肿,小便短少,身体困重;水湿流溢于胃肠间则见经行泄泻,腹胀,纳呆,泛恶。

4. 气郁化火,浊涩精淤　气机郁闭则精布失调,停为水湿。气郁久则化热,热与湿结,炼湿成浊。浊为阴邪,随血而行,经前期阴血下注血海,浊随血降,壅于血海,阻涩冲脉,冲脉不畅故见经前乳房或乳头胀痛,甚至不能触衣,按之似有硬结,经后消失,胸胁胀满,少腹胀痛;浊涩冲脉,胞内阴精运行受阻引发为精淤,日久则不孕。

三、辨证论治

1. 血虚脉空,心神失养

主证:经前或经期发热,自汗,或经行感冒,或发风疹,瘙痒难忍,入夜尤甚。伴面色不华,神疲肢软,少气懒言,心悸怔忡,失眠多梦,肌肤枯燥,舌质淡,苔薄白,脉弱无力。

治法:益气养血,宁心安神。

方药:归脾汤(《重订严氏济生方》)加减。黄芪、党参、当归、川芎、茯神、炒白术、龙眼肉、炒酸枣仁、远志、甘草、木香。

加减:若经行风疹块,加全蝎、蜈蚣、牡丹皮;经行感冒,加荆芥、防风、紫苏叶;纳差者,加砂仁、炒谷芽、炒鸡内金、陈皮;心悸怔忡,自汗者,加五味子、煅龙骨、煅牡蛎。

2. 精虚阳亢,神明受扰

主证:每于经前或经期头痛剧烈,胀痛或掣痛,痛处可局限于头部一侧,或颠顶或满头均痛,难以忍受,可伴眩晕,烦躁易怒,失眠多梦,口舌糜烂、溃疡,舌质偏红,苔少,脉弦细数。

治法:生精潜阳,安神定志。

方药:大定风珠(《温病条辨》)合牛黄生犀丸(《太平惠民和剂局方》)加减。生地、白芍、生牡蛎、麦冬、龟甲、鳖甲、阿胶、麻子仁、五味子、甘草、牛黄、法半夏、天麻、羚羊角、生龙齿、朱砂。

加减:头痛较剧者,加全蝎、蜈蚣、刺蒺藜、藁本;伴眩晕者,加川芎、葛根、钩藤、菊花;烦躁易怒,失眠多梦者,加栀子、黄芩、夏枯草、珍珠母;口舌糜烂、溃疡,或阴道溃疡者,加知母、牡丹皮、天花粉、玄参;经行不畅、色紫黯者,加川牛膝、川芎、赤芍、益母草。

3. 气机不利,精布失调

主证:经前、经期面目及四肢浮肿,经行泄泻,每日二、三次或更多,便质稀溏,或如水样,甚则完谷不化,伴胸闷气短,神疲乏力,怯寒懒动,小便短少,身体困重,腹胀,纳呆泛恶,舌质淡暗,苔白滑或腻,脉沉缓或细涩。

治法:理气健脾,散精消肿。

方药:胃苓汤(《丹溪心法》)合五皮饮(《证治准绳》)加减。苍术、陈皮、白术、甘草、桂枝、泽泻、猪苓、厚朴、茯苓皮、生姜皮、桑白皮、大腹皮。

加减法:神疲乏力者,加黄芪、党参;纳呆者,加砂仁、炒谷芽、焦神曲;泄泻次数较多者,加芡实、炒薏苡仁、炒山药、肉豆蔻;面目及四肢浮肿重者,加防己、车前子、益母草、王不留行;形寒肢冷者,加干姜、淡附片;小腹冷痛者,加小茴香、乌药。

4. 气郁化火,浊涩精淤

主证:每于经前7~14天出现乳房或乳头胀痛,甚至不能触衣,按之似有硬结,经后消失,胸胁胀满,少腹胀痛,伴抑郁不乐,情绪不宁,或心烦易怒,经行不畅,或见不孕,舌质暗红,舌白腻或黄腻,脉弦滑或弦数。

治法:理气散郁,化浊通精。

方药:柴胡疏肝散(《景岳全书》)合化浊通卵方(生黄芪 30 克、瓜蒌 15 克、醋青皮 10 克、醋莪术 15 克、猫爪草 15 克、浙贝母 15 克、橘核 15 克、荔枝核 15 克、王不留行 10 克,水煎服)加减。柴胡、白芍、香附、枳壳、川芎、陈皮、生黄芪、瓜蒌、醋青皮、醋莪术、猫爪草、浙贝母、橘核、荔枝核、王不留行。

加减:少腹胀痛者,加木香、延胡索、益母草;口苦咽干,心烦易怒者,加夏枯草、栀子、黄芩、泽泻;失眠多梦者,加百合、合欢花、生龙骨、生牡蛎、莲子心;夹痰火见狂躁不安,面红目赤,舌苔黄厚腻者,加龙胆草、胆南星、天竺黄、牛黄。

四、预防与调护

1. 调情志:本病的发生多与精神因素有关,故除药物治疗外还应重视心理治疗,尤其在经期,应保持心情舒畅,使气血调和。

2. 饮食调节:经前和经期勿过食辛辣刺激和寒凉之品,免伤脾之精气。

3. 适寒温:经前和经期应注意避免感受风寒,勿居潮湿之地,勿冒雨涉水。

4. 劳逸结合:尤其在经期不宜过多消耗体力和脑力,防止耗气伤血,劳伤心神。

5. 食疗建议:①豌豆粥:豌豆 100 克,红糖适量。将豌豆用温水浸泡数日,用砂锅煮熟做粥如泥状,加入红糖。用于四肢轻度浮肿,呕逆,大便溏泄,小便不利者。②麦芽青皮饮:炒麦芽 30 克,青皮 10 克。两物以水同煮,去渣饮汁。适用于经前乳房或乳头胀痛,少腹胀痛者。

[**按语**] 经前期综合征的特点之一是发生在月经前期,呈周期性或反复性发作,其病机涉及气郁、血虚、精亏、精布失调、精淤、神伤、神虚等,但是总以实证为多见。在临床治疗本病时,可结合患者症状和体质特点周期性用药,使机体气血精神调和,脏腑功能顺畅,月经前后诸症才不致反复发作。

第八节　围绝经期综合征

围绝经期综合征是指妇女在绝经过渡期或绝经后,由于卵巢功能逐渐衰退,可能发生的一系列症候群。

一、发病机制及症状特征

本病常出现在年龄 40 岁以后的妇女,有手术、药物或放射线破坏卵巢史者可能提前,也可在绝经后。在月经紊乱或绝经的同时可出现以下症状:

1. 血管舒缩功能不稳定　表现为潮热、出汗、胸闷、心悸或血压波动。

2. 神经精神症状　头痛、头晕耳鸣、记忆力减退、注意力不集中、抑郁、焦虑、烦躁、易激动、失眠、紧张、四肢麻木、关节痛、皮肤刺痒、麻木或蚁行感等。严重者不能控制自己的情绪,哭笑无常。

3. 泌尿生殖道萎缩症状　在绝经后才出现,如阴道干涩、烧灼感、性交痛、性欲改变、尿频、尿急、压力性尿失禁、反复泌尿道感染等。

4. 内分泌及代谢失常　E_2 水平下降,FSH 水平上升,可能有胆固醇、甘油三酯、低密度脂蛋白、碱性磷酸酶、尿钙/肌酐比值升高,高密度脂蛋白、骨密度降低,血糖、促甲状腺素改变等。

二、病因病机

本病多因劳倦体衰、情志过极、房劳多产或失血耗液,耗伤肝肾阴精所致。具体如下:

1. 肾精亏虚　肾藏精,主生长发育生殖,肾精足则天癸至,太冲脉盛,月事以时下。女子七七,肾精虚衰,天癸渐竭,冲任精血不足,故出现一系列功能紊乱的症状。肾精虚衰,经血无以化生,则月经量渐少直至绝经;肾精亏虚,下元失于濡润,故见阴道干涩、烧灼感、性交痛、反复泌尿道感染;肾精不足则骨髓空虚,髓海不充,神明失养,故见骨质疏松,足跟疼痛,记忆力减退,注意力不集中;肾精不足,水不济火,心肾不交,心神不宁,故而失眠,多梦,夜寐不宁。

2. 肝精不足,疏泄失度　清代叶桂《临证指南医案·淋带》曰:"女人以肝为先天也。"本病发病虽以肾精亏虚为本,但与肝亦密切相关,肝体阴用阳,肝精愈不足则疏泄愈失度。因长期郁怒,耗伤肝精,或因"乙癸同源",肾精亏而致肝不足,肝魂失藏,肝之疏泄失常,故见情绪波动起伏,或焦虑紧张,或急躁易怒,或悲伤欲哭,或惊悸不宁,严重者不能控制自己的情绪,哭笑无常,月经经来断续或前后无定期,经量亦时多时少;肝精不足,筋脉失养,脉络失营,故见腿部肌肉痉挛,四肢麻木,皮肤刺痒或感觉异常。

本病以精血亏虚为基本病机,亦可因心情不畅,恼怒抑郁,导致气机失调,精微物质运化和运行受阻,血行不畅,进而夹痰、夹瘀。

三、辨证论治

1. 肾精虚衰,天癸欲绝

主证:妇女绝经前后,月经量少,阴道干涩、烧灼感、性交痛,反复泌尿道感染,足跟疼痛,头晕耳鸣,健忘,注意力不集中,腰酸腿软,舌淡苔薄白或白滑,脉沉细弱。

治法:补肾填精,养阴生津。

方药:归肾丸(《景岳全书》)合二仙汤(《妇产科学》)加减。熟地黄、山药、山萸肉、茯苓、当归、枸杞、杜仲、菟丝子、仙茅、巴戟天、淫羊藿、知母、黄柏。

加减:大便稀溏者,去知母,加党参、炒白术、莲子、芡实;腰膝酸软、足跟疼痛者,加黄芪、桑寄生、骨碎补;头晕耳鸣、健忘者,加黄芪、川芎、葛根、益智仁。

2. 水不济火,心神不宁

主证:妇女绝经前后,失眠,多梦,夜寐不宁,心悸怔忡,五心烦热,烘热而后汗出,舌尖红,苔薄少津,脉细数。

治法:交通心肾,宁心安神。

方药:当归六黄汤(《兰室秘藏》)合朱砂安神丸(《医学发明》)加减。生黄芪、当归、熟地黄、黄连、生地、炒栀子、黄芩、黄柏、朱砂、甘草。

加减:口燥咽干者,加麦冬、天冬、石斛;失眠多梦、烘热汗出者,加知母、牡丹皮、煅龙骨、煅牡蛎;心悸怔忡、夜寐不宁者,加百合、首乌藤、生龙齿、琥珀。

3. 肝精不足,魂失所藏

主证:绝经前后,月经经来断续,或前后无定期,经量时多时少,情绪波动起伏较大,易焦虑紧张,或急躁易怒,或悲伤欲哭,或惊悸不宁,严重者不能控制自己的情绪,哭笑无常,舌红少津,脉弦细数。

治法:养精柔肝,定魂安神。

方药:定魂丹(《类证治裁》)合一贯煎(《续名医类案》)加减。人参、茯苓、当归、白术、麦冬、柏子仁、炒酸枣仁、远志、白芥子、朱砂、生龙齿、北沙参、枸杞子、生地。

加减:急躁易怒者,加柴胡、栀子、黄芩、白芍、夏枯草、泽泻;悲伤欲哭者,加桔梗、甘草、黄芪、浮小麦、大枣;惊悸不宁者,加生磁石、煅龙骨、煅牡蛎;头晕耳鸣者,加川芎、葛根、菊花、天麻;咽喉异物感,舌苔白腻者,加射干、郁金、桔梗、姜半夏、陈皮。

4. 肝精不足,筋脉失养

主证:绝经前后,月经经来断续,或前后无定期,经量时多时少,乍寒乍热,视物昏花,两目干涩,腿部肌肉频发痉挛,四肢麻木,皮肤刺痒或感觉异常,舌质暗红少苔,脉细弱或细涩。

治法:生精养血,通络荣筋。

方药:抽风独活散(《太平圣惠和剂局方》)加减。熟地黄、山萸肉、人参、淡附片、独活、桂枝、防风、赤芍、薏苡仁、当归、赤茯苓、狗脊、川芎、石斛、枳壳、甘草。

加减:乍寒乍热或上热下寒者,加柴胡、黄芩、半夏;抽筋频繁者,加木瓜、伸筋草;四肢麻木者,加生黄芪、乌梢蛇、路路通、丝瓜络;皮肤刺痒或感觉异常者,加全蝎、蜈蚣;烘热汗出,五心烦热者,加知母、牡丹皮、生地、胡黄连。

四、预防与调护

1. 要正确认识本病的生理特点:应有充分的思想准备,及时发现身体变化的"信号",并采取必要的治疗措施。对于妇女来说,还应特别注意月经变化,如果经期延长太久,经量太多,或停经后又出现阴道流血,或白带增多时,应及早请医生检查,以便及早发现更年期宫颈息肉、宫颈癌等常见器质性病变。

2. 讲究心理卫生:工作的繁忙,家庭的负担,以及孩子的升学、就业和婚姻问题都会带来许多烦恼。在这种情况下,大脑皮层长期处于紧张状态,就会加重精神、内分泌以及内脏功能的紊乱,使原有的症状严重和复杂化。因此,应当努力控制自己,保持情绪的稳定,陶冶自己的情操,遇事不烦、不急、不怒,切不可焦虑不安。

3. 注意合理的饮食和营养:总的要求是:三低两高一适,即低热量、低脂肪、低糖类,高蛋白、高维生素,适当的无机盐类。

4. 食疗建议:①合欢花粥:合欢花 30 克(鲜者 50 克),粳米 100 克,盐适量。将合欢花、粳米洗净同入砂锅,加水 500ml,熬煮成粥,加盐适量,早晚食用。适用于神魂不宁,失眠多梦者。②黄精 30 克,瘦猪肉 100 克,调味品适量,将瘦猪肉洗净,加酱油、料酒、淀粉勾芡,黄精加水炖沸后,下猪肉丝待沸后,放入调料煮沸后即可。食肉饮汤吃黄精,用于肝精不足,筋脉失养者。

[**按语**] 在传统脏腑辨证和八纲辨证基础上,结合气血精神辨证,不但可以对本病的神经精神症候群进行综合分析,而且可以对其复杂多变的病机进行深入探讨,遣方用药的针对性亦更强,有利于迅速缓解围绝经期综合征的各种症状,缩短疗程,加速重建新的平衡。

第九节　多囊卵巢综合征

多囊卵巢综合征是一种发病多因性、临床表现多态性的综合征,是生育年龄妇女常见的内分泌紊乱性疾病。其特征为卵巢泡膜细胞良性增生引起高雄激素血症,优势卵泡选择受阻引起无排卵或稀发排卵、月经紊乱,卵巢皮质内多个中、小卵细胞,呈多囊性变。以高雄激素血症、胰岛素抵抗及高胰岛素血症、促性腺激素水平异常、月经紊乱、闭经、无排卵、多毛、肥胖、不孕合并双侧卵巢增大呈多囊改变为特征。

一、发病机制及症状特征

本病发病病因多元且尚未阐明,病理生理改变广泛,涉及糖代谢(选择性胰岛素抵抗)、脂代谢、肾上腺、生长激素-IGFI轴等。主要临床特征为:

1. 月经失调　多在青春发育期后发病,月经及排卵异常,多数为月经稀发,也可为原发或继发闭经、功能失调性子宫出血。

2. 不孕　绝大多数长期无排卵,少数为稀发排卵或黄体功能不足。

3. 多毛、痤疮　多毛主要由高雄激素引起,以性毛为主,如阴毛的分布延及肛周、腹股沟或向上延伸至腹中线,唇周细毛及乳晕周围有长毛,四肢毛发增长;痤疮的发生率约60%,可呈丘疹样或囊样性结节,主要是由于双氢睾酮刺激皮脂腺分泌过剩有关,以面额部为主,胸背部也可见。

4. 肥胖　呈向心性上腹部肥胖(苹果型身材),常与高胰岛素血症、胰岛素抵抗共存,有的病人自幼年或6~7岁即开始肥胖。青春期肥胖表现为脂肪细胞量多,而成年期表现为脂肪细胞肥大,病人可有食欲亢进或血脂升高。

5. 黑棘皮症　少数病人会在颈项侧、腋下、腰围部、外阴部出现黑棘皮现象,被认为是多囊卵巢综合征病人高胰岛素血症、胰岛素抵抗的主要临床特征。

6. 激素水平的变化 ①高雄激素血症。②促性腺激素比例失调：血 FSH 水平正常或偏低，LH 水平增高；LH/FSH 比值大于 2~3，但肥胖患者的 LH、LH/FSH 比例可不高。③雌二醇与雌酮失常：雌激素水平恒定，雌二醇波动较小，无周期性变化，雌酮水平增加，形成 $E_1/E_2>1$。④少数患者泌乳素水平可轻中度升高。

7. 超声 PCO 征 一侧或双侧卵巢体积增大，间质增厚，回声增强，每侧卵巢内每个切面可见 10 个以上小卵泡，直径在 8mm 以下，呈车轮状排列，通常排列在外周，也可分散于间质内，连续监测无优势卵泡发育及排卵迹象。

其中，高雄激素血症、排卵功能异常引起的月经失调和不孕、超声 PCO 征三者为多囊卵巢综合征的最重要的临床特征。

二、病因病机

本病以月经失调、不孕为主要临床表现，辅助检查以超声下可见双侧卵巢增大呈多囊改变为特征，具有精瘀证的特征。其发病与先天不足，饮食失节，情志内伤均密切相关。具体病机为：

1. 肾精不足 先天所藏之精不足，禀赋素弱则天癸迟至，冲任不盛，血海不盈，而致初潮迟至，月经量少、色淡清稀；肾精亏虚，气无所生而运行推动乏力，精、血运行不畅，血瘀脉内，瘀阻胞宫则月经后期或停闭，偶有崩漏不止或经期延长；精瘀脉外，淤阻胞宫，则见双侧卵巢增大呈多囊改变而不孕。

2. 脾失健运，精布失调 素体脾虚，或饮食失节，过食寒凉、膏粱肥甘，或因思虑过度，损伤脾胃，脾失健运则水精失于布散，聚于中焦而为湿，日久则凝炼成痰。痰浊流溢于皮肉则肥胖；阻于经络与热互结则生多毛、痤疮；壅滞胞宫，则阻遏气血，痰瘀互结阻于胞宫则经闭；气不布精，淤阻于胞宫，则见双侧卵巢增大呈多囊改变而不孕。

3. 情志内伤，气滞血瘀 肝主疏泄而调畅情志，反之，五志皆可以伤肝。若素性忧郁或因七情六欲纷扰，使肝失条达，气机不畅，气滞则血瘀，气滞血瘀则阴血下注胞宫无时或瘀阻冲任，血不归经，发为"月经后期""闭经""崩漏"；肝郁横逆乘克脾土，则脾运失健，散精不利，水精不散蕴于中焦而酿湿生痰，痰湿溢于腠理皮肉则肥胖；阻于经络与热互结则生多毛、痤疮；与瘀互结壅阻胞络则致精瘀，故双侧卵巢增大呈多囊改变而不孕。

清·张璐《张氏医通·诸血门·诸见血证》曰："气不耗,归精于肾而为精;精不泄,归精于肝而化清血。"肝藏血与肾藏精的关系,实际上即是精和血之间存在的相互滋生和相互转化的关系。元代朱震亨《格致余论·阳有余阴不足论》曰："主闭藏者肾也,司疏泄者肝也。"月经是精血藏与泄协调的结果,故肝气郁结,失于疏泄,则精与血之间闭藏与疏泄的关系即失调,导致女性月经失常,继而不孕。

总之,本病是在精虚、精布失调、气虚、气郁的共同作用下,形成痰浊、血瘀、精淤相互胶结作用而成,为虚实错杂之顽证。

三、辨证论治

1. 先天不足,肾虚精淤

主证:月经初潮迟至、后期、量少,色淡质稀,渐至停闭,偶有崩漏不止,或经期延长,面色无华,头晕耳鸣,腰膝酸软,乏力怕冷,大便溏薄,带下量少,阴中干涩,婚后日久不孕,舌质淡苔薄,脉沉细。

治法:补肾散寒,温精化淤。

方药:归肾丸(《景岳全书》)合二仙汤(《妇产科学》)加减。熟地黄、山萸肉、枸杞子、茯苓、当归、杜仲、菟丝子、山药、淫羊藿、仙茅、巴戟天。

加减:神疲乏力者,加黄芪、党参;大便溏薄者,加炒白术、芡实;肢凉怕冷,小便清长者,加鹿角胶、肉桂、黑附片;舌质淡暗,苔白腻,脉细涩者,加瓜蒌、陈皮、益母草、川芎。

2. 脾失健运,痰壅精淤

主证:月经后期、量少,甚则停闭,形体丰满肥胖,多毛,头晕胸闷,喉间多痰,四肢酸沉倦怠,带下量多,婚久不孕,舌体胖大,苔厚腻,脉滑或沉涩。

治法:健脾化痰,散淤通精。

方药:涤痰汤(《医宗金鉴》)加减。当归、茯苓、川芎、白芍、炒白术、法半夏、香附、陈皮、甘草。

加减:头晕胸闷者,加瓜蒌、炒枳壳、远志、石菖蒲;倦怠乏力重者,加黄芪、党参;带下量多者,加苍术、椿根皮、芡实;面色晦暗,经闭不行者,加莪术、泽兰、生山楂、益母草。

3. 气滞血瘀,浊涩精淤

主证:月经后期量少或崩漏淋漓,经行有块,甚则经闭不孕,精神抑郁,心烦易怒,小腹胀满拒按,或胸胁满痛,乳房胀痛,舌体黯红或有瘀点、瘀斑,苔

155

腻,脉弦滑或沉涩。

治法:行气活血,化浊通精。

方药:血府逐瘀汤(《医林改错》)合化浊通卵方(生黄芪 30 克、瓜蒌 15克、醋青皮 10 克、醋莪术 15 克、猫爪草 15 克、浙贝母 15 克、橘核 15 克、荔枝核15 克、王不留行 10 克,水煎服)加减。药用柴胡、枳壳、生地、当归、川芎、桃仁、红花、牡丹皮、赤芍、川牛膝、生黄芪、瓜蒌、醋青皮、醋莪术、猫爪草、浙贝母、橘核、荔枝核、王不留行。

加减:精神抑郁、心烦易怒者,加炒栀子、黄芩、夏枯草;小腹胀满拒按者,加三棱、泽兰、乳香、没药;乳房胀痛甚者,加香附、炒麦芽、丝瓜络;若见毛发浓密,面部痤疮,带下色黄,溲赤便秘者,为气郁化火之象,去黄芪、当归,加龙胆草、虎杖、酒大黄、黄柏、莲子心、泽泻。

四、预防和调护

1. 从儿童和青少年开始,预防肥胖。应调节、控制饮食,防止热量过剩,进行一定的体育锻炼,注意饮食搭配和营养供给。

2. 保持心情舒畅,注意排解不良情绪,防止不良情绪对内分泌系统的影响。

3. 由于多囊卵巢综合征远期对健康产生不良的影响,建议长期随访。随访包括:①仔细监护体重并指导维持正常体重;②积极治疗肥胖,普查基础的餐后血糖水平,如异常则需治疗,高危病人(肥胖、糖尿病家族史、黑棘皮病)普查口服葡萄糖耐量试验(OGTT),同时检测胰岛素水平;③每年普查有无高血压。

4. 食疗建议:①菟丝子丸:菟丝子 15 克,茯苓 15 克,莲肉 15 克,粳米 100克,熬煮成粥,早晚服用。适用于肾虚精淤者。②苡米莲子粥:生薏苡仁 30克,莲子肉 15 克,冰糖适量,桂花少许。先煮苡米,继入莲子肉,粥成后加入冰糖及桂花。适用于脾失健运,痰壅精淤者。③山楂粥:山楂 40 克(或鲜山楂 60克),粳米 100 克,砂糖 10 克。山楂入砂锅煎取浓汁,去渣,加入粳米、砂糖煮粥,早晚食用。适用于浊涩精淤者。

[按语] 很多女性在出现月经紊乱、短暂停经、体毛增多、肥胖迹象后都认为属于正常现象,从而忽略治疗,直到治疗不孕时才发现自己患有多囊卵巢综合征,但往往已经延误病情导致治疗难度增加。在气血精神辨证理论指导下,采用中西医结合治疗多囊卵巢综合征,既可以有效解决局部病变,尽快改善患

者临床症状,又可以综合调理人体内环境,有利于提高健康水平和受孕成功率。

第十节　儿童多动综合征

儿童多动综合征又称为注意力缺陷多动症,注意力缺陷症及轻微脑功能障碍等,发病以男孩多见,主要表现为难以控制的动作过多,注意力不集中,情绪、行为的异常及学业成绩差。

一、发病机制及症状特征

本病的病因尚不清楚,可能与遗传、脑病器质性病变、脑内神经递质代谢异常以及环境因素等相关。主要临床特征有:

1. 活动过多　主要表现为易冲动,动作过度,过度喧闹,话多,影响他人学习,破坏课堂纪律,好斗说谎,逃学,偷东西,和同学相处不好及有一些不良习惯性动作如挖鼻孔,咬指甲。

2. 注意力不能集中　表现为注意力持续时间短暂,上课时东瞧西望,不能坚持认真听教师授课,易受外界的细微干扰而分心;做作业不能全神贯注,边做边玩,做做停停,效率低,写字潦草、马虎、粗心大意,对无关的刺激给以过多的关注。

3. 学习困难　患儿智力正常或接近正常,缺乏学习所需的注意力选择和集中,学习成绩落后,越到高年级越明显。

4. 性格和情绪特点　任性、倔强,大胆好冒险,好侵扰别人;情绪急躁易怒,不能如愿时,大哭大闹,甚至打人摔东西。

5. 神经发育障碍　精细协调动作(如扣纽扣、系鞋带等)笨拙,分辨左右困难,有时还可伴有语言发育迟缓。

二、病因病机

中医学认为先天禀赋不足是造成本病的内因。父母体弱,特别是母亲孕期多病,致使孕妇体质虚弱。此外,后天失养,教育不当,产伤以及他病所伤皆可致病。

小儿肝常有余,脾常不足,心火常炎,肾精不足,形气未充,知觉未开,故见闻易动,常有神怯及易怒、易惊、易喜等变化。如有喂养失调或他病所伤等原因伤及五脏,则易出现心神不宁而多动不安;肝魂不安则性情执拗易怒;脾意不周则烦乱,多动而不暴戾,多语而少激昂,手足举动无力;肾志不坚则见记忆力不佳,注意力难以集中,学习困难,精细协调动作笨拙等神病证候。

综上所述,先天不足、后天失养或他病所伤是本病的病因,而五脏所藏之五神失养或受扰则为本病的主要病机。

三、辨证论治

1. 先天不足,肾志不坚

主证:多动多语,烦躁易怒,冲动任性,难以自控,神思涣散,注意力不集中,动作笨拙不灵,挤眉弄眼,指甲头发不荣,五心烦热或面赤,伴头痛或眩晕,舌红少苔,脉细数或弦细数。

治法:益肾填精,滋水定志。

方药:知柏地黄汤(《医宗金鉴》)加减。知母、黄柏、熟地黄、山药、山萸肉、茯神、牡丹皮、远志、炒栀子。

加减:伴眩晕者,加天麻、钩藤、生石决明;性情急躁易怒者,加柴胡、黄芩、白芍、夏枯草;学习困难者,加石菖蒲、柏子仁、煅龙骨;口渴善饮者,加生地、石斛、麦冬;夜寐不安者,加百合、首乌藤、煅龙骨、煅牡蛎。

2. 脾胃虚弱,脾意不周

主证:神思涣散,注意力不能集中,神疲乏力,食纳欠佳,形瘦,多动而不暴戾,多语而少激昂,语言迟钝,舌淡,苔薄白,脉细弱。

治法:健脾益气,养血安神。

方药:归脾汤(《重订严氏济生方》)加减。黄芪、党参、茯神、白术、当归、炒酸枣仁、龙眼肉、远志、甘草。

加减:失眠多梦,自汗者,加煅龙骨、煅牡蛎、五味子、浮小麦;大便稀溏者,加芡实、山药、莲子、薏苡仁;食纳欠佳者,加炒谷芽、砂仁、炒鸡内金、陈皮。

3. 心肝火炽,神魂不宁

主证:多动多语,烦躁易怒,冲动任性难以制约,神思涣散不能集中,口苦,口渴多饮,失眠多梦,便干溺赤,舌红苔黄燥或黄腻,脉弦滑数。

治法:清心宁神,柔肝安魂。

方药:建瓴汤(《医学衷中参西录》)合牛黄生犀丸(《太平惠民和剂局方》)

加减。生山药、怀牛膝、生赭石、生龙骨、生牡蛎、生地黄、生白芍、柏子仁、牛黄、羚羊角、朱砂、生龙齿、天麻、法半夏、龙脑、牙硝、雄黄。

加减：烦躁易怒者,加夏枯草、栀子、黄芩、龙胆草、泽泻;胸闷纳呆,痰多者,加瓜蒌、枳壳、胆南星、天竺黄;小便黄赤者,加白茅根、淡竹叶、灯心草;便干者,加决明子、酒大黄、牛蒡子。

四、预防和调护

1. 防治妊娠疾病,避免近亲婚配。

2. 给儿童一个温馨的家庭及宽松的社会环境。

3. 均衡饮食,科学喂养,合理安排儿童的作息时间。

4. 对病儿不应歧视或责骂,以免造成患儿精神创伤,但也不能放任不管。应进行教育,指出其缺点,纠正不良行为,稍有进步应予鼓励,增强克服缺点的信心。训练注意力集中,避开环境中的无关刺激。

5. 食疗建议:①莲子 10 克,酸枣仁 10 克,冰糖 30 克。将枣仁打碎,用纱布包好,与莲子冰糖同煮成汤即可,吃时将枣仁去掉。适用于神思涣散,注意力不能集中,形瘦,多动而不暴戾,多语而少激昂者。②天麻猪脑羹:猪脑 1 个,天麻 10 克。猪脑、天麻入锅加水适量,以文火煮炖 1 小时,成稠厚羹汤,捞去药渣即可。适用于先天不足,肾志不坚者。

[**按语**] 本病主要症状表现为动作过多和神志的异常,属"神病"范畴。以五脏藏五神为理论基础,运用气血精神辨证结合传统脏腑辨证,有利于抓住本病病因病机的关键,从而建立以神病特征为辨证纲领的分型论治体系,有利于提高临床疗效。

第十一节　脑性瘫痪

脑性瘫痪,简称"脑瘫",是指小儿因多种原因(如感染、出血、缺氧、外伤等)引起的脑损伤,造成脑实质损害,出现非进行性中枢性运动功能障碍,发为瘫痪,严重者常伴有智力不足,肢体抽搐,视觉、听力、语言功能障碍等表现。

一、发病机制及症状特征

脑性瘫痪是因脑皮质发育不全或脑发育畸形,出现脑实质缺损;或因先天性或后天性因素引起脑缺氧、缺血，进而导致的脑实质损害、脑质萎缩而引起。本病的主要病变部位在脑及锥体束，大多数病儿在出生后及幼婴时期被发现。其主要临床特征为：

1. 中枢性瘫痪　如双侧下肢瘫痪、偏瘫、四肢瘫痪等，呈非进行性。还可见各种无目的、不自主的异常动作，如手足徐动，舞蹈状动作，肌痉挛等。一般出生后数月内，家长即可发现病儿有抬头或坐立困难，特别是下肢很少动作，被动移步也困难，扶持站立时，两下肢出现痉挛性伸直或内收，膝、踝反射亢进，跖反射伸性。少数病儿终身不能行走，多数在数年后逐渐学会行走，用双侧足尖着地，且有内收痉挛，呈剪刀步态和马蹄足内翻。

2. 神经精神改变　①语言和智力障碍；②部分可出现癫痫样发作；③损害颞叶、枕叶、顶叶、额叶时，可出现视觉、听力障碍或动作过多；④病变涉及延髓时，可出现吮乳、吞咽困难、语音不全，或面肌、眼肌麻痹，易导致继发感染而危及生命。

3. 出现的症状与病变部位有一定的关联　①锥体束病变：主要表现为痉挛性瘫痪，下肢较上肢更为明显；②锥体外束或脑底节病变：主要表现为运动障碍，出现各种异常动作；③小脑病变，主要表现为步态不稳，快变轮换动作差，指鼻试验错误，肌张力低下等共济失调症状；④脑广泛病变：主要表现为肌肉强直和震颤。

二、病因病机

中医认为，本病的病因包括先天因素、产时因素和后天失养三个方面。先天之精不足是本病的基础，也是本病的基本病机，而脾不散精，精布失调，浊瘀阻络、精亏阳亢等则使本病呈现出虚实夹杂的证候。

1. 先天之精不足　母体劳累、营养不良、早产、多胎等导致胎儿先天之精不足，致髓海空虚、脑神失养，故出现精神发育迟滞、语言和智力障碍，感觉和认知异常、视力和听力障碍。

2. 脾不散精　先天之精不足，无以化气，脾胃之气失于资助而日渐亏虚，脾虚日久，水谷精微运化不足则脏腑精气生化乏源，所用不足，故见患儿体格发育落后，营养不良，免疫力低下，运动障碍。

3. 浊瘀阻络　先天之精不足，无以化气，气虚则气化无力，水谷精微失于布散，聚而为浊，或因胎儿在母体内吸入污浊之水，加上产伤、颅内出血等因素，致使浊瘀阻络、脑神惑乱，故患儿出现各种异常动作或动作过多。

4. 肝肾精血不足,脉络失营　乙癸同源,先天所藏不足则肝血亦虚。精亏阳亢,水不涵木则虚风内动,精血不足则脉络失营,筋脉失养,故见患儿手足徐动、肢体痉挛或震颤,舞蹈状动作,肌痉挛或强直,亦可见癫痫样发作及痉挛性瘫痪等变证。

三、辨证论治

1. 精髓空虚,神明失养

主证:智力低下,反应迟钝,四肢瘫痪,瘦弱不用,发育迟缓,囟门未闭,语音不清,动作发育落后,抬头或坐立困难,舌淡红,苔白,脉沉细弱。

治法:补精填髓,养脑益智。

方药:左归丸(《景岳全书》)加减。熟地黄、山茱萸、山药、菟丝子、枸杞子、鹿角胶、龟甲胶、紫河车、当归、炒杜仲。

加减:脑髓不足者,加麦冬、玄参、冬虫夏草;肾精不足,累及肾阳亏损者,加仙茅、淫羊藿、肉苁蓉;反应迟钝,语音不清者,加石菖蒲、远志。

2. 气虚精亏,脾不散精

主证:精神倦怠,四肢瘫痪,少气懒言,唇软咀嚼无力,或涎出不禁,舌常伸出,食少便溏,舌淡,苔白或白腻,脉细弱。

治法:益气生精,健脾散精。

方药:补中益气汤(《脾胃论》)加减。黄芪、人参、白术、茯苓、甘草、柴胡、升麻、当归、陈皮。

加减:涎出不禁,舌常伸出者,加益智仁、白蔻仁、砂仁、法半夏;食少便溏者,加山药、莲子、炒薏苡仁。

3. 浊瘀阻络,神明被扰

主证:四肢瘫痪,智力减退,喉间痰鸣,时作癫痫或抽搐,头发稀落,颜面头颅青筋暴露,或伴有泛恶,纳呆,舌质紫黯,苔白腻或黄腻,脉细涩。

治法:健脾化浊,通络醒神。

方药:通窍活血汤(《医林改错》)合半夏白术天麻汤(《医学心悟》)加减。桃仁、红花、川芎、丹参、法半夏、天麻、炒白术、化橘红、橘络、茯苓、僵蚕、石菖蒲。

加减:心烦不宁,舌苔黄腻者,加郁金、黄连、胆南星、远志;喉中痰鸣者,加竹茹、川贝母、瓜蒌;关节畸形,四肢痉挛者,加全蝎、地龙、乌梢蛇、穿山甲;时作癫痫者,加青礞石、生龙骨、生牡蛎、全蝎、蜈蚣;少气乏力,纳谷不馨者,加黄芪、薏苡仁、砂仁、白蔻仁。

4. 精血亏虚,筋脉失养

主证:下肢瘫痪,颈项牵强,手足徐动,站立时足痉挛,足履不正,眼面牵掣,言语不利,时有癫痫样发作,舌质红,苔少,脉细数。

治法:补益精血,柔筋息风。

方药:大定风珠(《温病条辨》)加减。阿胶、鸡子黄、龟甲、鳖甲、生地黄、甘草、五味子、生牡蛎、麦冬、珍珠母、麻子仁、地龙、赤芍、白芍。

加减:面红气粗者,加生石决明、夏枯草、钩藤、生龙骨;若抽搐、痉厥甚者,加羚羊角粉、全蝎、僵蚕。

四、预防和调护

1. **妊娠期预防**:在怀孕期间,孕妇要预防感冒、高血压、糖尿病、跌仆损伤及接触放射线,并做到定期产检。

2. **临产期预防**:分娩时切忌紧张、恐慌,一旦宫缩明显,及早入院,以防羊水堵塞、胎粪吸入,致使胎儿窒息缺氧,亦可防止难产、脐带绕颈等发生;医者接生使用产钳时,应尽可能地避免伤及胎儿。

3. **幼婴期预防**:因体质虚弱,易于感邪,早产婴儿要加强护理;新生儿要定期检查,注意合理喂养及保暖,发现黄疸、高热、呆滞、生长迟缓等要及早就医;幼婴不宜与产妇同睡,以防被褥闷窒,造成幼婴大脑缺氧损伤。

4. 患儿的饮食宜富于营养,易于消化吸收为好。尤其对存在吞咽不利症状的患儿,食物宜细柔,喂养时要耐心,注意补充一定量的维生素。

5. 患儿行动、智能均较差,家庭不要歧视,要给予更多生活起居上的关怀,鼓励患儿学习走路、说话;适当的帮助患儿活动肢体,鼓励其活动,促进瘫痪肢体功能恢复。

6. 食疗建议:核桃仁粥:核桃仁 100 克,粳米 100 克,白糖少许。核桃仁捣碎,和洗净的米一起加水煮成粥。早晚食用,有养脑益智之功。

[**按语**]中医药治疗脑性瘫痪主要有针灸疗法、推拿疗法和中药疗法。中药治疗更注重从患儿整体调理出发,给予辨证分型论治。肾精不足,脑髓空虚,神明失养为脑性瘫痪的基本病机,并常伴有脾不散精、精布失调,浊瘀阻络、神明受扰以及精血亏虚、脉络失营等变证。本病的治疗应立足于气、血、精、神的辨证关系,结合传统的八纲辨证和脏腑辨证,以培补先天和后天之精气、养脑益智为主,辅以化浊、通络、醒神、息风诸法,补虚祛邪,方可使精旺神明,机体强健。

第十二节　进行性肌营养不良症

进行性肌营养不良为一组原发于肌肉的遗传变性疾病。主要临床特征为慢性进行性加重的对称性肌肉萎缩和无力。多数学者主张按遗传类型进行分类,包括:①性连锁隐性遗传肌病:如假肥大型肌营养不良,良性假肥大型肌营养不良。②常染色体显性遗传性肌病:面-肩-肱型肌营养不良,强直性肌营养不良等。③常染色体隐性遗传性肌病:肢带型肌营养不良等。然而,有些肌营养不良症的遗传类型尚未肯定,故一般根据遗传方式、发病年龄、萎缩肌肉的分布、病程和预后,分为不同的临床类型。

一、发病机制及症状特征

本病的临床症状因类型不同,表现各异,但主要特征表现为缓慢进行性加重的对称性肌无力和肌肉萎缩,可累及肢体和头面部肌肉,少数可累及心肌。常见类型的临床特征分别表现为:

1. 假肥大型肌营养不良　为性连锁隐性遗传,男孩发病,女孩仅为携带者而患病极为罕见。主要症状为双下肢无力,平地走路时足跟不能着地,走路左右摇晃如鸭步态,挺胸突腹,容易摔跤,登楼梯和蹲下后起立困难;由于腹肌和髂腰肌无力,病孩由仰卧位起立时,必须先翻身转为俯卧位,然后以两手支撑着下肢逐渐将躯干伸直而站起,此种特殊的起立过程称为 Gower 现象,为本病的特征性表现;四肢近端肌萎缩,90%左右伴有双腓肠肌假性肥大,多数患儿伴心肌损害。病程逐渐发展,10 多岁可出现膝、踝关节拘挛变形,肢体功能丧失,20 岁左右因心肺功能衰竭而危及生命,是进行性肌营养不良症各类型中预后最差的一型。

2. 良性假肥大型肌营养不良　除发病年龄较晚,进展较慢之外,其余均与假肥大型肌营养不良症相似,心肌受累比例小。

3. Emery-Dreifuss 肌营养不良　亦称为强脊综合征,为性连锁隐性遗传,发病年龄多在 10 岁以前。首先出现上肢近端肌无力,双上肢及胸带肌肉受累,进而累及骨盆带及下肢远端肌肉。有时面肌也受累,同时出现肘部屈肌、颈部深肌和腓肠肌挛缩,患者处于头部后仰位。20 岁以后,多数患者病情稳定,肌萎缩停止,可坚持一般工作。但此型肌营养不良常伴心肌损害,由于心律失常、传导阻滞而造成猝死。

4. 面-肩-肱型肌营养不良　常染色体显性遗传。一般 10~20 岁发病,面肌无力,表情淡漠,无额纹,上睑稍下垂,闭眼不全,鼻唇沟消失,吹气力弱,因口轮匝肌的假性肥大而嘴唇增厚微翘,上臂、肩胛部肌肉萎缩,两臂上举困难,检查时发现垂肩、"翼状肩"和"游离肩"。常有胸大肌萎缩,因此锁骨和第一肋骨显得突出。一般不影响远端肌肉,病程进展缓慢,有时很长时间停止进展,多不伴心肌损害,智力正常。

5. 肢带型肌营养不良　常染色体隐性遗传,因遗传方式不同而分别表现为以骨盆带肌无力萎缩为首发症状,表现为步履缓慢,鸭步,上楼梯、起蹲困难,以后累及颈部、胸部肌肉;或肌无力同时累及肩胛带和骨盆带肌肉;或肌无力同时累及胸部和盆带肌肉,上肢远端和小腿也可累及。

6. 眼咽型肌营养不良　少见,为常染色体隐性遗传,散发病例很少,发病年龄多在 40 岁以后,首先出现不对称性的眼外肌无力或眼睑下垂,以后逐步出现轻度面瘫,咬肌、颞肌的无力和萎缩,吞咽困难及构音不清。

二、病因病机

《灵枢·经脉》谓:"人始生,先成精,精成而脑髓生。骨为干,脉为营,筋为刚,肉为墙,皮肤坚而毛发长。"因此本病所表现出的手软不能握举,足软不能步行,筋骨软弱,四肢无力,皮宽松弛,不长肌肉,肌肉萎弱即为精虚之证。本病以先天之精不足为本,以精亏气虚、五脏失养为基本病机,具体为:

1. 精血同源,肝肾亏虚　先天所藏不足,乙癸同源,肝脏之精血亏虚,筋膜失养,拘挛不利,失其柔和之性,致中后期跟腱挛缩,行走时足后跟不着地。

2. 先天不足,五脏失养　先天之精不足,气无以生,脏腑之气失于资助而功能减退。脾主肌肉,脾胃之气失于资养则肌肉萎软无力,甚则四肢近端肌肉萎缩;心气失于资养则心悸不宁,虚甚则心阳暴脱而猝死;肺气失于资养则气短懒言,语声低微。精亏则气虚,气虚则推动乏力,血瘀脉内,精淤脉外,络阻形变故脚膝疼痛不能步履,肌群假性肥大,身重,小便不利。脾气失助,运化无力,后天之精化生不足,无以充养先天,先天之精则虚甚,故病情呈进行性发展,渐至腰脊不举,膝、踝关节拘挛、僵硬、变形,肢体功能丧失,全身功能衰竭而危及生命。

三、辨证论治

1. 脾肾两虚,筋骨失养

主证:四肢瘦削,以肩臀部为明显,上肢乏力,下肢行走如鸭步,面色苍白,神疲倦怠,纳食少馨,少气懒言,语声低微,或头晕眼花,心悸气短,舌淡胖苔薄白,脉沉细弱。

治法:培补先天,益气健脾。

方药:混元丹(《古今医鉴》)加减。药用黄芪、人参、茯苓、白术、甘草、木香、砂仁、益智仁、山药、甘松、桔梗、香附。

加减:虚甚者,加熟地黄、鹿角、紫河车;心悸气短者,加丹参、龙眼肉、莲子肉;下肢软弱者,加杜仲、桑寄生、骨碎补;形体肥胖,肉松身重,舌苔白腻者,加半夏、陈皮、鸡内金、焦山楂。

2. 肝肾精亏,筋骨失养

主证:肌肉瘦削,四肢无力而颤抖,步履蹒跚,筋惕肉瞤,吞咽时可见呛咳,甚则言语謇涩,出现挛缩及瘫痪,腰膝酸软,头晕耳鸣,舌红少苔,脉沉细。

治法:益精填髓,养肝柔筋。

方药:鹿角胶丸(《医学正传》)加减。鹿角胶、鹿角霜、熟地黄、当归、人参、川牛膝、菟丝子、茯苓、白术、杜仲、龟甲胶。

加减:四肢无力而颤抖,筋惕肉瞤者,加黄芪、钩藤、全蝎、蜈蚣;筋脉挛缩者,加白芍、甘草、木瓜、伸筋草;头晕耳鸣者,加川芎、葛根、枸杞子、菊花、益智仁;夜寐不宁者,加百合、首乌藤、黄连、阿胶;吞咽时呛咳,言语謇涩者,加石斛、玄参、石菖蒲、远志;盗汗,手足心热者,加知母、牡丹皮、生地、醋鳖甲。

3. 精虚气弱,瘀血阻络

主证:以肢体软弱无力、假性肥大为主症,或伴有脚膝疼痛不能步履,食少身重,小便不利,舌质淡紫,苔白腻,脉濡或滑。

治法:益气生精,活血通络。

方药:人参酒方(《备急千金要方》)加减。人参、黄芪、熟地黄、麻黄、五加皮、防风、茯苓、细辛、秦艽、当归、牛膝、桔梗、丹参、山药、山茱萸、白术、川芎、钟乳石、矾石、黑芝麻、大枣、生姜。

加减:脚膝疼痛不能步履者,加徐长卿、乌梢蛇、全蝎、蜈蚣;肢体假性肥大者,加地龙、水蛭、浙贝母、丝瓜络;身重,小便不利者,加木瓜、泽泻、桂枝、车前子。

四、预防和调护

1. 慎防劳累过度,节制房事,以免耗伤精气;注意休息,劳则伤气,气虚则病重。

2. 饮食要清淡富有营养,少食辛辣、生冷、肥甘之品,避免烟酒,以防助热生痰,损伤脾胃。

3. 调畅情志,适寒温,起居有常。

4. 肢体痿软不能随意运动者,应帮助其按摩、活动,防止肌肉萎缩;对患肢宜保暖,有肌肤麻木、感觉迟钝者,应防止冻伤、烫伤。

5. 食疗建议:①黄芪炖牛肉:牛肉 750 克,黄芪 30 克,陈皮 10 克、葱、姜、料酒、盐适量。将牛肉洗净切大条,沸水氽去血水,入锅炸 2 分钟,捞起,与其他药料一起下锅,加水适量,用文火炖至熟烂,拣去葱姜、黄芪、陈皮,收汁装盘,佐餐食之。适用于脾肾两虚,筋骨失养证,症见四肢瘦削,上肢乏力,下肢行走如鸭步,神疲懒言,心悸气短者。②滋补参灵龟:红参 10 克,灵芝 20 克,红枣 10 克,乌龟 1 只,食盐、料酒、姜各适量。将龟宰杀后,放沸水锅内略煮,捞出,去皮及内脏,取肉切块,入砂锅,加水适量;加入红枣、红参、灵芝,文火煲汤 1 小时,加盐、料酒、姜丝各少许调味。食肉喝汤,分 4 次食用,每日 1 次,连服 4 日,隔半月再食。适用于肝肾精亏,筋骨失养之证症见四肢无力而颤抖,步履踉跄,筋惕肉瞤,甚则出现挛缩及瘫痪者。③人参薏苡仁粥:生晒参 10 克,生薏苡仁 30 克,赤小豆 15 克,冰糖 10 克,粳米 50 克。将人参洗净,清水浸泡一晚,保留浸泡人参的水并将人参切碎;洗净薏苡仁、赤小豆和粳米,与人参和浸泡人参的水、冰糖一起置于砂锅中,加水适量,文火煨 90 分钟。每日 1 次,可当早餐食用。适用于精虚气弱,浊瘀阻络之证以肢体假性肥大为主症,食少身重,小便不利者。

[按语] 本病以先天之精不足,五脏失养为基本病机。临床多表现为肌肉筋骨痿弱失用之精虚证,亦有肌群假性肥大,脚膝疼痛不能步履之实证症状,但须辨明本病的实证症状乃是假实证,为虚证基础上所产生,其根本病因病机为精亏气虚,推动乏力,血瘀脉内,精淤脉外,络阻形变之故,治疗时不可过用攻伐,应以益精培元,充养五脏为基本大法。

第十三节　肝内胆汁淤积症

肝内胆汁淤积症是由于各种原因所致的肝细胞分泌和排泄胆汁功能障碍,其不是单一疾病,而是贯穿于各种疾病发生发展中的一种临床综合征,临床主要表现为黄疸、皮肤瘙痒和大便颜色变浅。长期的肝内胆汁淤积会逐步导致肝纤维化、肝硬化,甚至肝功能衰竭。西医对本病的治疗以针对病因和相关并发症治疗为主,由于本病发病机制复杂,目前尚缺乏特效的治疗药物。

一、发病机制及症状特征

(一) 发病机制

肝内胆汁淤积症从分子细胞学上指胆汁的生成和分泌减少,以及胆汁淤滞和浓缩。肝内胆汁淤积或单纯出现,或与肝实质损害同时存在,其产生机制复杂,目前尚不完全清楚。其病理机制主要包括:

1. 肝细胞膜结构和功能改变　胆汁的生成和分泌以及胆汁溶质的转运和出入肝细胞,取决于肝细胞质膜结构及其功能的完好无损。异丙嗪、雌二醇、石胆酸、内毒素和缺氧等引起肝细胞损害时,均可使质膜胆固醇含量增加,并使膜流动性和钠泵活性降低,致使胆汁分泌和胆汁流量减少。

2. 微丝和微管功能障碍　微丝和微管功能障碍使胆固醇的转运、钠水向毛细胆管移动及毛细短管周围协调性蠕动与收缩作用被削弱,致使胆汁流量和向前流动性降低。

3. 毛细胆管膜与紧密连接通透性增加　胆汁中溶质分子向周围弥散或反流,致使胆汁的水分减少。

4. 胆酸代谢异常　羟化不充分,形成具有毒性的单羟胆酸或石胆酸,使肝细胞和胆小管上皮坏死。

(二) 症状特征

肝内胆汁淤积具有典型的临床特征:①黄疸:黄疸缓慢地形成,患者可无不适;②日轻夜重的皮肤瘙痒;③黄色瘤:包括扁平型(常见于眼内眦、掌纹、乳下或颈胸、背)和结节型(常见于腕、肘、膝、踝及臀伸侧);④肝肿大;⑤粪尿颜色改变:呈现陶土色便,尿色深;⑥脂肪泻:因脂肪和脂溶性维生素吸收障碍出现脂肪泻;⑦肝性骨病:出现骨质疏松和骨软化的症状;⑧维生素 K 缺乏:表现为容易引起或自发皮下瘀斑或损伤时出血过多;⑨十二指肠溃疡。

二、病因病机

胆附于肝,为"奇恒之腑",与肝相表里,与肝共同发挥疏泄作用。胆汁,即胆所藏之精汁,朝鲜许浚所著《东医宝鉴·内景篇》曰:"肝之余气,溢入于胆,聚而成精。"胆汁可贮可泄,并在贮和泄的良性循环中保持健康状态,因此肝内胆汁淤积属"精淤证"范畴,其病因病机如下:

1. 湿热内蕴,精布失调 湿热外袭或过食辛辣、酗酒过度,酿成湿热,蕴结中焦,日久成浊,困阻百脉,气机升降出入失常,精汁疏泄布散不利发为胆精淤。

2. 热毒内蕴,络阻精淤 饮食失常或酒食所伤,脏腑失和,湿热伏于血分,蕴毒结于肝胆,灼炼肝血为瘀,瘀阻肝络,脉道不通致胆精输布受阻发为胆精淤,即《伤寒论·辨阳明病脉证并治》所谓:"瘀热在里,身必发黄。"

3. 脾肾两虚,散精无力 素体脾胃虚弱,或因饮食失节,感受寒湿,损伤脾胃,或因情志不舒,气机怫郁,肝郁乘脾,导致脾气亏虚,散精无力,精失布散,淤滞于肝络;亦可因劳役过度,或久病损伤,耗伤脾肾,致使脾肾气虚,鼓动无力,精汁失于疏泄布散,淤滞于肝络发为本病。

4. 肝肾精虚,筋脉失营 先天禀赋不足,肝肾精虚,筋脉空虚涩滞,日久则成精淤之证。

三、辨证论治

1. 湿热内蕴,精布失调

主证:目黄,身黄较鲜明,胁肋胀痛,纳呆呕恶,四肢困重,尿黄短赤,口干黏腻,渴不欲饮,大便溏滞,或有身热不扬,舌红,苔白腻,脉弦滑数或濡数。

治法:利湿泄浊,化淤通精。

方药:甘露消毒丹(《温热经纬》)加减。药用茵陈、黄芩、藿香、连翘、石菖蒲、白蔻仁、姜半夏、通草、郁金、薏苡仁、黄连、猪苓。

加减:呕逆重者,加紫苏梗、竹茹、陈皮;胁肋胀痛、满闷者,加瓜蒌、柴胡、枳实、鸡骨草;大便黏滞而臭者,加木香、黄连、槟榔;身热不扬者,加柴胡、青蒿、连翘;尿黄短赤者,加赤小豆、灯心草、白茅根、泽泻;黄疸消退缓者,可加虎杖、莪术、香附。

2. 热毒内蕴,络阻精淤

主证:目黄,身黄鲜明,右胁疼痛拒按,痛彻肩背,口苦呕逆,脘腹胀满,大便秘结,小便短少黄赤,可兼有高热烦躁,或寒热往来,舌红或暗红,苔黄厚腻或黄燥,脉弦滑数或沉弦。

治法:清热解毒,化淤通精。

方药:清瘟败毒饮(《疫疹一得》)合大柴胡汤(《伤寒论》)加减。生地、黄连、黄芩、牡丹皮、生石膏、栀子、甘草、淡竹叶、玄参、水牛角、连翘、赤芍、知母、桔梗、柴胡、酒大黄、枳实、半夏。

加减:黄疸深重者,加白花蛇舌草、虎杖、半边莲;胁肋疼痛拒按者,加川楝子、醋延胡索、三七;小便短少黄赤者,加白茅根、车前子、萹蓄、瞿麦、泽泻;高热者,加牛黄、羚羊角;寒热往来者,加青蒿、秦艽。

3. 脾肾两虚,散精无力

主证:目肤色黄,黄色晦暗,或如烟熏,神疲乏力,身体困重,腰膝酸软,畏寒懒动,纳少,脘闷腹胀,小便不利,大便溏薄或泄泻,舌质暗,苔白滑或腻,脉濡缓或沉迟。

治法:健脾温肾,散精化淤。

方药:散精消肿方①合茵陈术附汤(《医学心悟》)加减。生黄芪、川芎、党参、白术、茯苓皮、冬瓜皮、盐杜仲、桑寄生、瓜蒌、陈皮、木瓜、王不留行、茵陈、干姜、淡附片、甘草、肉桂。

加减:大便溏泄者,加芡实、山药、黄连、木香、肉豆蔻;脘腹胀满者,加炒枳壳、炒麦芽、佛手、姜厚朴;呕恶,纳不馨者,加砂仁、炒谷芽、紫苏梗、姜半夏、陈皮;腰膝酸软,小便不利,畏寒肢冷者,加熟地黄、山萸肉、淫羊藿、巴戟天、灵芝、车前子。

4. 肝肾精虚,筋脉失营

主证:目黄身黄,黄色晦暗,面色黧黑,腹大胀满,胁下隐痛或有癥块,甚则青筋暴露,形体消瘦,面色萎黄,或面黑唇紫,口燥心烦,手足心热,尿少色黄,大便干,或见齿鼻衄血,舌红绛或暗红少津,少苔或无苔,脉弦细数或细涩。

---

① 散精消肿方(宋福印经验方):生黄芪 30 克、川芎 20 克、党参 20 克、生白术 15 克、茯苓皮 15 克、冬瓜皮 10 克、盐杜仲 15 克、桑寄生 15 克、瓜蒌 15 克、陈皮 10 克、木瓜 15 克、王不留行 15 克,水煎服。

治法：滋补肝肾，散精利水。

方药：一贯煎（《续名医类案》）合鳖甲煎丸（《金匮要略》）加减。北沙参、麦冬、当归、生地黄、枸杞子、川楝子、醋鳖甲、黄芩、柴胡、赤芍、厚朴、牡丹皮、人参、半夏、大黄、蟅虫、阿胶、桃仁。

加减：气虚明显者，加黄芪、太子参；胁下隐痛者，加白芍、甘草、川楝子；胁下有癥块者，加半枝莲、猫爪草、玄参；齿鼻衄血者，加女贞子、墨旱莲、仙鹤草、白茅根；腹大胀满者，加大腹皮、水红花子、半边莲。

四、预防与调护

1. 注意生活规律、饮食卫生和饮食调理，不可劳累过度，保证休息。

2. 保持心情舒畅，勿气恼忧愁。

3. 饮食以清淡为佳，忌油腻，慎用荤腥，不宜饮酒。

4. 适当控制饮食，切勿恣食，并注意随着病情的好转增加营养，如瘦肉、禽、蛋类和西瓜、冬瓜、白菜、芹菜、莴苣、番茄、雪梨、柑橘、藕等水果蔬菜。食欲差者，给予山楂、菠萝、萝卜等食品开胃、助消化。

5. 食疗建议：①金钱草茵陈茶：大金钱草 50 克，茵陈 20 克。将上两药研成粗末，置于保温壶中，加沸水冲泡 20 分钟，代茶饮。亦可加玉米须 30 克。适用于目黄，身黄鲜明，大便秘结，小便短少黄赤者。②鸡蛋地耳草：鲜地耳草 200 克，鸡蛋两个。地耳草、鸡蛋同煮，蛋熟后去壳再煮片刻即可，每日 1 次，吃两个鸡蛋。适用于目黄身黄，黄色晦暗，面色黧黑，腹大胀满，胁下隐痛或有癥块，甚则青筋暴露者。

[按语] 肝内胆汁淤积症属"精淤证"范畴。其病因病机是湿热内蕴，精布失调；热毒内蕴，络阻精淤；脾肾两虚，散精无力；肝肾精虚，筋脉失营。但是由于本病病情复杂，常常表现为虚实夹杂，本虚标实之象，所以在临床上，只有根据患者不同病情，斟酌选用利湿泄浊、化淤通精法，清热解毒、化淤通精法，健脾温肾、散精化淤法，滋补肝肾、散精利水法，方可取得满意疗效。

第十四节　不射精症

不射精症是指有正常性欲和勃起功能，能正常性交，但由于射精困难而造成性交时间过度延长，一直难以达到性高潮和射精，甚至无射精，无性高潮。此类患者多数可有遗精症，部分人以手淫法可发生射精。

一、发病机制及症状特征

本病心理性因素占主导地位,如性知识缺乏、性交方式不当、担心性交失败、害怕女方怀孕而抑制射精等。器质性因素多见于脊髓疾患、交感神经节损伤、糖尿病、慢性酒精中毒等。另外,干扰交感神经系统的抗高血压药和精神病药物(如胍乙啶、利血平、甲基多巴等)也可能引起不射精症。

本病的主要临床特征有:①久交不泄:阴茎勃起较久,但移时即软缩;②性交不射精;③不育;④遗精:在性交时虽无精液排出,但往往伴有遗精。

二、病因病机

本病属于"精淤证"范畴。肾精亏耗,心脾受损、化源不充、忍精不泄、败精阻窍,情志抑郁、气机郁结、精室湿热等都是造成本病的重要原因。

主要病机为:

1. 肾精亏虚,水亏火旺　房事不节,淫欲过度,或因长期手淫,失精过多,致使肾精亏虚,阴虚火旺,相火妄动,遂阳用过强,精不得泄。

2. 心脾两虚,精窍涩滞　思虑或劳倦过度,劳心劳力,损伤心脾,化源不充,气虚血少,导致精液枯竭,不能射精。

3. 气机郁结,精窍闭塞　肝主疏泄,性喜调达,情志不舒,或郁怒伤肝,久而化火,均可导致精关开阖失调,不能射精。

4. 精道淤阻,新精不生　久病气滞血瘀,淤阻精道;或房事不节,忍精不泄,败精阻窍,故精不得排泄。

5. 湿郁精关,浊涩精淤　饮食不节,过食膏粱厚味,导致湿热内蕴,下扰精室,湿郁精关,交而不射。

三、辨证论治

1. 肾精亏虚,水亏火旺

主证:不射精或仅有极少精液流出,性欲亢进,阳强易举,阴茎胀疼,心烦少寐,梦遗滑精,口燥咽干,舌红少苔,脉细数。

治法:益肾填精,壮水制火。

方药:知柏地黄丸(《医宗金鉴》)加减。知母、黄柏、熟地黄、山萸肉、山药、茯苓、泽泻、牡丹皮。

加减:心烦失眠者,加栀子、百合、首乌藤;阳强易举者,加龟甲、鳖甲、生牡蛎;梦遗滑精者,加五味子、覆盆子、沙苑子;阴茎涨疼者,加川楝子、荔枝核、路路通;口燥咽干者,加麦冬、天冬、玄参。

2. 心脾两虚,精窍涩滞

主证:阴茎举而不坚,不能射精,心悸怔忡,倦怠头昏,失眠多梦,纳呆食少,畏寒肢冷,腰酸腿软,舌淡,苔薄白,脉细弱或沉细涩。

治法:健脾养心,补肾通精。

方药:归脾汤(《重订严氏济生方》)合地黄丸(《小儿药证直诀》)加减。黄芪、党参、茯苓、白术、当归、川芎、龙眼肉、木香、远志、甘草、熟地黄、山萸肉、山药、泽泻。

加减:腰膝酸软者,加杜仲、桑寄生、仙茅、巴戟天;畏寒肢冷者,加鹿茸、淫羊藿、胡芦巴;心悸怔忡,倦怠头昏者,加丹参、葛根、鹿角胶。

3. 气机郁结,精窍闭塞

主证:阴茎强举持久,但不射精,头昏脑涨,精神抑郁,胸胁满闷,嗳气纳呆,阴部坠胀,性情急躁,口干口苦,舌红苔黄,脉弦细数。

治法:疏肝理气,化淤通精。

方药:柴胡疏肝散(《景岳全书》)加减。柴胡、枳壳、川芎、香附、陈皮、甘草。

加减:阴部坠胀者,加荔枝核、橘核、莪术、车前子;性情急躁、性欲亢进者,加栀子、黄芩、夏枯草。

4. 精道淤阻,新精不生

主证:阴部刺痛憋胀,交媾中尤甚,不能射精,舌紫暗或有瘀斑,苔薄,脉沉涩。

方药:理气活血,化淤通精。

方药:血府逐瘀汤(《医林改错》)加减。桃仁、红花、当归、川芎、赤芍、柴胡、枳壳、桔梗、甘草、川牛膝。

加减:阴部刺痛憋胀甚者,加王不留行、穿山甲、莪术、生牡蛎;伴腰膝酸软,乏力者,加黄芪、盐杜仲、桑寄生。

5. 湿郁精关,浊涩精淤

主证:阴茎强举持久,但不射精,遗精频作,或时自流浊液,阴部潮湿,尿频,小便短赤,有灼热感,舌红苔黄腻,脉濡数或滑。

治法:清热利湿,泄浊通精。

方药:龙胆泻肝汤(《医方集解》)加减。龙胆草、地黄、栀子、黄芩、黄柏、通草、车前子、泽泻、柴胡、当归、甘草。

加减:阴部潮湿者,加苍术、赤小豆、败酱草、土茯苓;小便短赤,有灼热感者,加萹蓄、瞿麦、白茅根、灯心草。

四、预防与调护

1. 忌食烟酒及辛辣刺激食物。

2. 劳逸适度,参加适当的体育锻炼。

3. 配合心理治疗,消除患者对性行为的恐惧、紧张、急躁、悲观等心理,嘱患者注意房事时的夫妻协调配合。

4. 食疗建议:二草赤小豆粥:车前草 30 克,马鞭草 30 克,赤小豆 50 克,粳米 60 克。先将车前草、马鞭草洗净置于砂锅中,加适量水煎煮 30 分钟去渣留汁,再将赤小豆、粳米淘洗干净置于上述药汁中熬煮成粥即可,早晚食用。适用于阴茎强举持久,但不射精,遗精频作,或时自流浊液,阴部潮湿,尿频,小便短赤,有灼热感属湿蕴精关者。

[**按语**] 不射精症属于中医"精淤证"范畴。中医认为,精之能射,赖精窍之开启,精道之通利。气机不畅,淤滞内阻,精窍不开,精管涩滞,则精难顺射,故窍开道利、血脉畅和是能射精之标。而脏腑气机不畅,气化不利,精气亏虚则是导致不射精症的基本病机。针对本病的治疗须标本兼顾,从开窍通利,祛淤泄浊,调畅气机,健脾益肾,养血填精等着手,标本兼治,方可获效。

第十五节　慢性前列腺炎

慢性前列腺炎是指前列腺在病原体或某些非感染因素作用下,患者出现以骨盆区域疼痛或不适,排尿异常等症状为特征的一组疾病。慢性前列腺炎可以影响各个年龄段的成年男性。50 岁以下的成年男性患病率较高。

一、发病机制及症状特征

慢性前列腺炎的发病机制、病理生理学改变还不十分清楚。目前认为,慢性前列腺炎是由具有各自独特病因、临床特点和结局的一组疾病组成的临床综合征,其发病可能与季节、饮食、性活动、泌尿生殖道炎症、良性前列腺增生或下尿路综合征、职业、社会经济状况以及精神心理因素等有关,酗酒、嗜辛辣食品、不适当的性活动、久坐引起前列腺长期充血；受凉、过劳导致机体抵抗力下降或特异体质；盆底肌肉长期慢性挤压；导尿等医源性损伤等是其发病的重要诱因。主要临床类型及其特征为：

1. 慢性细菌性前列腺炎　是因为细菌感染，造成前列腺反复出现的炎性反应。临床特征为：反复发作，经久不愈；尿道口有白色分泌物溢出；尿频、尿急、尿道灼热感；腰骶部、会阴、睾丸隐痛坠胀感。

2. 慢性非细菌性前列腺炎　临床表现不尽相同，容易反复发作，主观症状和客观检查经常不一致，常常表现为症状严重，但检查无明显改变，或检查异常，但无症状。临床特征有：

（1）排尿异常：尿道综合征；尿频、尿急、尿痛；排尿不适、尿道烧灼感，排尿淋沥不尽；"尿白"（多见排尿终末或大便用力时），有时出现血尿；晨起时尿道外口"糊口"。

（2）疼痛：部位：腰骶部、肛门、腹股沟及耻骨上区、睾丸及精索等处，偶向腹部放射；疼痛性质：轻微，或不适感，多呈间歇性，可转移。

（3）性功能障碍：性欲低下、早泄、阳痿、射精疼痛等，也可导致不育。

（4）神经精神症状：如头晕、失眠、多梦、焦虑、精神抑郁等。

二、病因病机

本病属于中医学"精浊证"范畴，多系外感风寒，久居湿地，贪食厚味，嗜酒无度，情志不遂，纵欲频多等原因诱发。主要的病因病机为：

1. 热毒内蕴，熏蒸精液　平素嗜食辛辣、醇甘厚腻致湿热内蕴，或因外感热毒，流注于下，或因不洁性交、疫毒内侵，或因包皮过长、藏污纳垢，热毒蕴结精室，熏蒸精液，致使精液黏浊不化而为病。

2. 忍精不泄，败精淤阻　心摇于上，所愿不遂，精未外泄，或交媾、手淫、惊恐等忍精不泄，败精阻窍，气血瘀滞而发病。

3. 肝经郁热，清化为浊　情志不遂，恚怒忧思，肝气不畅，肝失调达，气郁化火，横犯脾胃，脾失健运，精微不布，聚而为湿，与热互结，下注精室而为病。明末清初李延昰《脉诀汇辨·涩脉（阴）》曰："气腾血沸，清化为浊。"

4. 肾气不固　恣情纵欲，房劳过度，或过度手淫，精泄过度而虚损，水亏则火旺，扰动精室，甚则阴损及阳，肾气虚损，失于封藏之职，精关不固。明代张介宾《景岳全书·杂证谟·淋浊》曰"精离其位，不能闭藏"而发为精浊。

5. 脾肾两虚，精浊混淆　素体脾肾阳虚，或劳欲过度，或过食寒凉冷饮，损伤脾肾,脾肾阳虚,气化不利,水精失于布散,聚而为湿,凝而成浊,浊注精室,精浊混淆而为病。

三、辨证论治

1. 热毒内蕴,熏蒸精液

主证:会阴部、肛门坠胀疼痛,尿频、尿急、尿痛,排尿困难,甚或血精、血尿、尿道流脓性分泌物,大便秘,舌质红,苔黄腻,脉弦滑数。

治法:清热解毒,凉血化浊。

方药:五味消毒饮(《医宗金鉴》)合清瘟败毒饮(《疫疹一得》)加减。金银花、野菊花、蒲公英、紫花地丁、紫背天葵子、生石膏、生地、黄连、生栀子、桔梗、黄芩、知母、赤芍、玄参、连翘、鲜竹叶、甘草、牡丹皮。

加减:尿频、尿急、尿痛者,加萹蓄、瞿麦、灯心草;腰骶部酸楚坠胀者,加败酱草、土茯苓、半枝莲、川楝子;口苦便秘者,加龙胆草、栀子、酒大黄。

2. 败精阻窍,毒蕴精室

主证:晨起尿道口有黏性分泌物,小便淋沥涩痛,偶有丝状物,会阴部刺痛,痛引前阴、腹股沟及腰骶骶腹,舌质紫暗,或有瘀斑,脉涩有力。

治则:活血化瘀,通络解毒。

方药:橘核丸(《重订严氏济生方》)合少腹逐瘀汤(《医林改错》)加减。橘核、海藻、昆布、海带、川楝子、桃仁、厚朴、通草、枳实、延胡索、桂心、木香、小茴香、当归、川芎、赤芍、五灵脂、蒲黄。

加减:会阴部刺痛,痛引前阴者,加通草、莪术、王不留行、荔枝核;小便淋沥涩痛者,加泽泻、车前子、萹蓄、瞿麦。

3. 肝经郁热,清化为浊

主证:小便淋涩赤痛,浑浊或有沉淀,少腹拘急,会阴部胀痛,尿道口滴白浊,或射精疼痛,血精量多,精液不液化,黏稠色黄,舌暗红,舌苔黄腻,脉滑数。

治法:清热利湿,凉血化浊。

方药:程氏萆薢分清饮(《医学心悟》)加减。萆薢、苍术、白术、石菖蒲、黄柏、川牛膝、车前子、茯苓、莲子心、丹参。

加减:小便涩痛者,加滑石、甘草、萹蓄、瞿麦;小便浑浊,余沥不尽者,加赤小豆、生薏苡仁、土茯苓、败酱草、泽泻;会阴部胀痛,小腹坠胀者,加川楝子、半枝莲、浙贝母、荔枝核。

4. 阴精亏虚,相火灼精

主证:尿后或大便时尿道滴白,余沥不尽,尿道口时留黏液如丝,会阴部坠胀,头晕耳鸣,腰酸腿软,五心烦热,梦遗失精,舌红苔少,脉细数。

治法:滋阴清热,生精化浊。

方药:虎潜丸(《丹溪心法》)合一贯煎(《续名医类案》)加减。知母、黄柏、熟地黄、龟甲、陈皮、白芍、锁阳、北沙参、麦冬、当归、生地黄、枸杞子、川楝子。

加减:梦遗失精者,加莲须、覆盆子、沙苑子、金樱子;腰酸腿软者,加杜仲、桑寄生、狗脊;头晕耳鸣者,加菊花、川芎、葛根、益智仁。

5. 脾肾两虚,精关不固

主证:小便余沥、浑浊,尿后滴白或大便时从尿道口滴出精液,遇劳加重,会阴部重坠隐痛,精液不液化,少气懒言,性欲减退,遗精,阳痿,早泄,面色㿠白或黧黑,畏寒肢冷,舌淡胖,苔白滑或白腻,脉沉细无力。

治法:健脾补肾,温阳化浊。

方药:桑螵蛸散(《本草衍义》)合大补元煎(《景岳全书》)加减。桑螵蛸、远志、菖蒲、龙骨、人参、茯神、当归、龟甲、山药、熟地黄、杜仲、当归、山茱萸、枸杞、甘草。

加减:早泄、遗精者,加芡实、锁阳、金樱子、白果仁;畏寒肢冷者,加黄芪、川芎、淡附片、肉桂;性欲减退、阳痿者,加仙茅、巴戟天、淫羊藿;虚甚者,加鹿茸、灵芝、蛤蚧。

四、预防和调护

1. 本病容易复发,难以完全根治,应有信心坚持。

2. 加强锻炼,增强体质,预防感冒。

3. 忌食刺激性食物,如酒、葱、姜、蒜、辣椒、咖啡、可可等,以免引起前列腺充血。

4. 节制房事。

5. 食疗建议:①野苋车前汤:红色野苋菜(连根)、鲜车前草各50克,白糖适量。将野苋菜、鲜车前草加水500克同煎后加白糖适量,代茶饮。适用于小便淋涩不尽,浑浊或有沉淀,尿道口滴白浊,精液不液化,黏稠色黄者。②芡实薏米锁阳粥:芡实15克,锁阳15克,大米适量。将芡实捣碎,加水适量,与锁阳同煎至软烂时,再加入淘净的薏米和大米,继续煮烂成粥。适用于小便余沥、浑浊,尿后滴白或大便时从尿道口滴出精液,遇劳加重,伴遗精、阳痿、早泄者。

[**按语**] 本病虚实夹杂,湿、浊、瘀、痰、毒与气虚、精虚兼见,病势缠绵难愈。因此,在临床治疗时,必须详辨虚实轻重缓急,斟酌采用补虚、除湿、化痰、解毒、化瘀诸法。在本病后期,特别是伴有不同程度的前列腺增生时,还应适当加用软坚散结之品,方可获得良好效果。

第十六节　原发性青光眼

青光眼,是当眼压超过眼内组织特别是视神经所能承受的限度,引起视盘凹陷、视神经萎缩及视野缺损的眼病,是主要致盲眼病之一,具有一定遗传趋向。眼压是青光眼发病中极其重要的因素,但却不是唯一因素。在临床上我们也常常遇到另外两种情况:①眼压高于正常,但经多年观察没有出现青光眼性视盘改变及视功能改变,被称为高眼压症。②眼压在正常范围,但却有明显的青光眼性视盘改变及视功能改变,被称为正常眼压性青光眼。根据房角形态、发病原因以及发病年龄,可将青光眼分为原发性、继发性、混合性和先天性四大类。其中原发性青光眼的中医治疗效果最为显著。

一、发病机制及症状特征

原发性青光眼主要分为四个病理类型:

1. 原发性闭角型青光眼　眼压高时房角是关闭的。房角的关闭如是突然出现的,使房水排出完全受阻,引起眼压突然升高,导致眼部疼痛、视力骤降、眼充血等症状急性发作,称急性闭角型青光眼;如房角是渐进性关闭,逐渐引起房水排出受阻,眼压缓慢升高,因而没有明显症状,直到晚期有视野缺损时才被发现,称慢性闭角型青光眼。

2. 原发性开角型青光眼　眼压高时房角是开放的。房水外流受阻与小梁网或 Schlemm 管病变有关,发病的确切原因尚不完全清楚,具有遗传性。

3. 高眼压症　眼压升高(≥22mmHg 或 2.93kPa),开角,正常视盘,正常视野,未患其他眼病。

4. 正常眼压性青光眼　眼压正常,有青光眼性的视野缺损;青光眼环,开角,未患其他眼病。

二、病因病机

本病属中医学之"五风内障",包括青风内障、绿风内障、黄风内障、乌风内障及黑风内障,以前两者多见,多因悲郁暴怒等情志内伤所诱发,而劳倦、劳瞻竭视亦是重要原因之一。

本病为黄仁与神水同病,故其病位在风轮和水轮。神水者,源于三焦,为肾之精气所化,升于目以行润泽之功;黄仁属风轮,为肝之精气上腾结聚而成,且《素问·五脏生成》曰:"肝受血而能视。"本病的基本病机可归结为肝肾之精失于布散,精布失调继而引发精淤为病,具体为:

1. 肝经风热,气机逆乱,精布失司　素有痰热,复外感风邪,致风、痰、热相结,循肝经上攻于目,扰乱气机,致使目内精布失司,神水淤积而发病。

2. 气机郁滞,精布不利　情志不舒,愤郁不伸,意志不遂,致肝气郁滞,升降不利,目内气机阻滞,精布不利,玄府闭塞,神水淤积为患。

3. 精亏血少,目失所养　因劳瞻竭视,耗伤肝肾阴精,致精亏血少,布散不及,目失所养为患。

4. 气虚血瘀,络脉不利,精布受阻　劳力过度,耗气伤血,气虚则推动乏力,进而瘀血阻络,阻遏气机,精布受阻,伤及神水,最终虚实夹杂而发病。

三、辨证论治

1. 风热上攻,精布失调

主证:头痛,眼珠胀痛,白睛混赤,抱轮红赤尤甚,黑睛混浊,瞳神散大,伴恶心呕吐,面红口苦,恶寒发热,舌苔薄白或黄,脉弦数。

治法:疏风清热,调气散精。

方药:羚羊角汤(《医醇賸义》)加减。药用:羚羊角、生地、白芍、牡丹皮、柴胡、夏枯草、菊花、蝉蜕、生石决明。

加减:眼压极高加炒栀子、黄芩、大黄、玄明粉;呕吐甚加竹茹、姜半夏;昏蒙甚加钩藤、谷精草、密蒙花。

2. 气郁化火,精布失调

主证:头痛,眼珠胀痛,视物模糊,或视灯火有红绿圈,抱轮红赤,瞳神散大,眼珠胀硬,烦躁易怒,胸胁胀闷,嗳气呃逆,恶心呕吐,舌苔薄白或微黄,脉弦。

治法:疏肝解郁,理气散精。

方药:柴胡疏肝散(《景岳全书》)加减。药用:柴胡、枳壳、香附、白芍、甘草、青皮、川芎。

加减:头痛甚加刺蒺藜、全蝎、蜈蚣;烦躁易怒者,加夏枯草、炒栀子、黄芩;瞳神散大明显加五味子、青葙子;嗳气呃逆者,加旋覆花、生赭石。

3. 精亏血少,目失所养

主证:瞳神气色混蒙或散大,两目干涩昏花,耳鸣耳聋,牙齿松动,失眠多梦,头昏腿软,记忆力下降,舌红少苔,脉细数或细弱。

治法:滋补肝肾,益精明目。

方药:杞菊地黄丸(《中国药典》)合龟鹿二仙膏(《张氏医通》)加减。熟地黄、山萸肉、山药、茯苓、枸杞子、菊花、牡丹皮、茯苓、龟甲胶、鹿角胶。

加减:两目干涩者,加石斛、密蒙花、夜明砂;耳鸣耳聋者,加生磁石、葛根;失眠多梦者,加百合、首乌藤、炒酸枣仁、远志;头昏腿软,记忆力下降者,加川芎、葛根、生黄芪、益智仁。

4. 气虚血瘀,络阻精淤

主证:视物昏蒙,瞳神气色浊而不清,目睛干涩,体倦乏力,心悸气短,肢体麻木,面色㿠白或萎黄,舌质淡暗或有瘀斑,舌苔薄白或少苔,脉弱或细涩。

治法:益气活血,通络散精。

方药:补阳还五汤(《医林改错》)加减。黄芪、川芎、葛根、当归、地龙、路路通、茯苓、熟地黄、山萸肉。

加减:四肢麻木者,加乌梢蛇、穿山龙;体倦乏力、心悸气短者,加党参、麦冬、五味子。

四、预防与调护

1. 青光眼最主要的诱发因素就是长期不良精神刺激,脾气暴躁、抑郁、忧虑、惊恐,因此应保持心情舒畅,避免情绪过度波动。

2. 生活、饮食起居规律,劳逸结合;适量体育锻炼,不要参加剧烈运动;保持睡眠质量;饮食清淡营养丰富,禁烟酒、浓茶、咖啡。

3. 适当控制进水量,每天不能超过 1200ml;不能一次大量进水,一次性饮水不得超过 400ml。

4. 注意用眼卫生,保护用眼,不要在强光下阅读,暗室停留时间不能过长,光线必须充足柔和,不要过度用眼。

5. 慎用阿托品、东莨菪碱等止痛药。

6. 食疗建议：①双花饮：杭白菊、密蒙花、谷精草各 15 克，洗净煎汤代茶饮，具有清热明目之效。②三子菊花粥：沙苑子、女贞子、杭白菊各 15 克，枸杞子 20 克，粳米适量。沙苑子、女贞子、杭白菊洗净入砂锅加水煎煮 30 分钟后，去渣留汁，将洗净的粳米和枸杞子加入上述药汁中，熬煮成粥，早晚食用。适用于瞳神气色混蒙或散大，两目干涩昏花，耳鸣耳聋，牙齿松动，头昏腿软属精亏血少之证者。

［**按语**］原发性青光眼的基本病理为房水循环障碍。房水即中医学所述之"神水"，为肾之精气所化，升于目以行润泽之功。且眼是视万物、察秋毫、辨五色的视觉器官，受五脏六腑精气的滋养才能发挥其正常的生理功能，正如《灵枢·大惑论》所云："五脏六腑之精气，皆上注于目而为之精。精之窠为眼，骨之精为瞳子。""目者，五脏六腑之精也。"因此只要是精病皆可伤及神水而为病。由于致病因素和体质不同，本病在不同的发展阶段可分别或同时存在精布失调、精淤、精亏等精病证候，应根据病情缓急随症治之。